Il est parfois difficile de s'y retrouver dans le monde du cancer

Laissez-vous guider par les NCCN Guidelines for Patients®

- Des guides étape par étape sur les options de soins contre le cancer susceptibles de donner les meilleurs résultats
- D'après les directives de traitement utilisées par les professionnels de santé dans le monde entier
- Conçus pour vous aider à discuter du traitement contre le cancer avec vos médecins

National Comprehensive Cancer Network®

Les NCCN Guidelines for Patients® sont élaborées par le National Comprehensive Cancer Network® (NCCN®)

NCCN

- Alliance de centres de lutte contre le cancer de premier plan à travers les États-Unis, qui se consacrent à la prise en charge des patients, à la recherche et à l'information

Centres de lutte contre le cancer qui font partie du NCCN : NCCN.org/cancercenters

NCCN Clinical Practice Guidelines in Oncology (NCCN Guidelines®)

- Élaborées par des experts des centres de lutte contre le cancer du NCCN sur la base des dernières recherches et de leurs années d'expérience
- Pour les prestataires de soins contre le cancer dans le monde entier
- Recommandations de spécialistes pour le dépistage, le diagnostic et le traitement du cancer

Disponibles gratuitement en ligne sur NCCN.org/guidelines

NCCN Guidelines for Patients

- Présentent les informations des NCCN Guidelines dans un format accessible
- Destinées aux personnes atteintes d'un cancer et à celles qui les soutiennent
- Expliquent les options de soins contre le cancer susceptibles d'avoir les meilleurs résultats

Disponibles gratuitement en ligne sur NCCN.org/patientguidelines

Ces NCCN Guidelines for Patients sont basées sur les NCCN Guidelines® pour les lymphomes à cellules B, version 4.2022 - jeudi 9 juin 2022

La **NCCN Foundation** vise à soutenir les millions de patients touchés par un diagnostic de cancer ainsi que leurs proches, en finançant et en distribuant les NCCN Guidelines for Patients. La NCCN Foundation s'engage également à faire progresser le traitement contre le cancer en finançant les médecins prometteurs américains, qui sont au centre de l'innovation dans la recherche contre le cancer. Pour plus de détails et pour le catalogue complet des ressources destinées aux patients et aux aidants, rendez-vous sur NCCN.org/patients.

National Comprehensive Cancer Network (NCCN) / NCCN Foundation
3025 Chemical Road, Suite 100
Plymouth Meeting, PA 19462, États-Unis
+1 215.690.0300

NATIONAL COMPREHENSIVE CANCER NETWORK®
NCCN FOUNDATION
Guiding Treatment. Changing Lives.

Les NCCN Guidelines for Patients sont financées par la NCCN Foundation®

Pour faire un don ou pour en savoir plus, rendez-vous sur le site NCCNFoundation.org/donate ou envoyez un e-mail à PatientGuidelines@NCCN.org.

Contribution supplémentaire fournie par

La famille Gaffney-Mohr

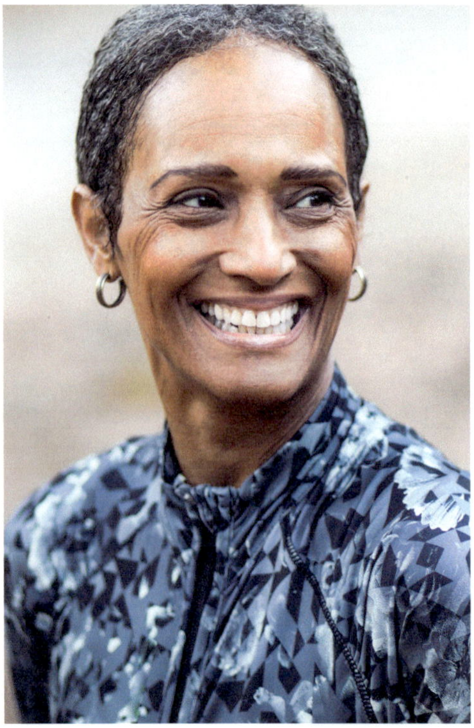
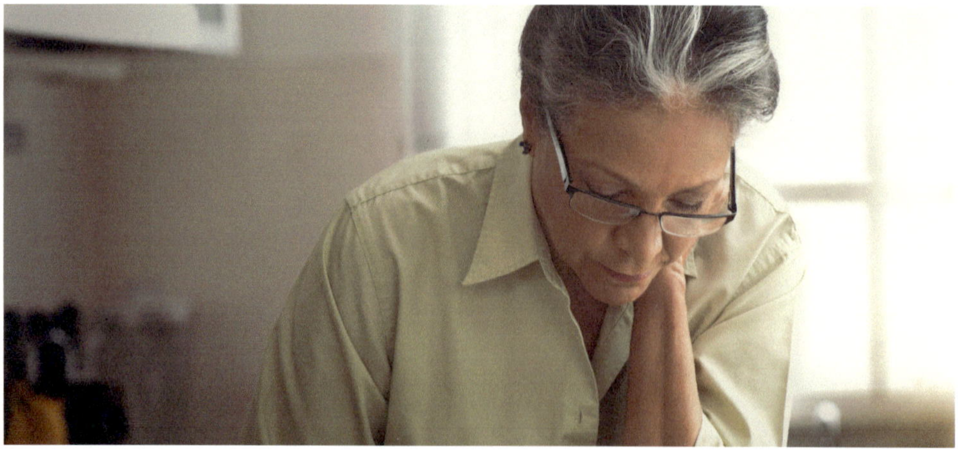
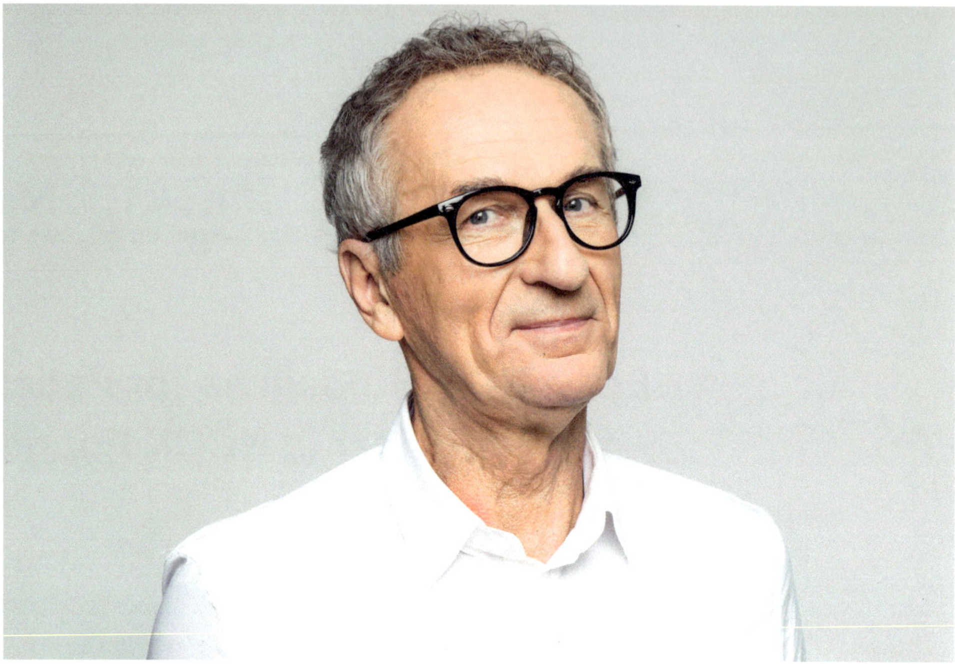
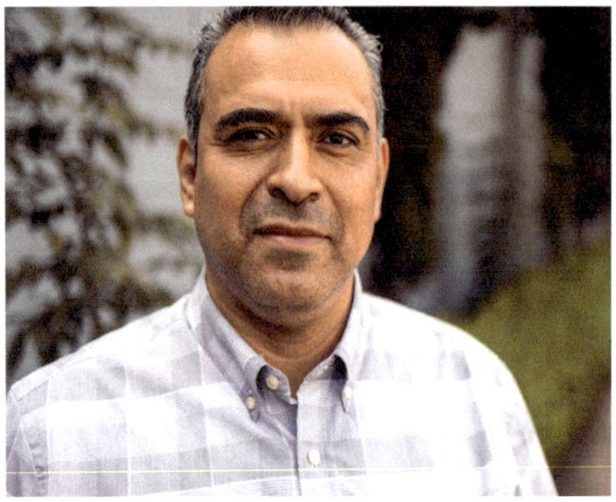
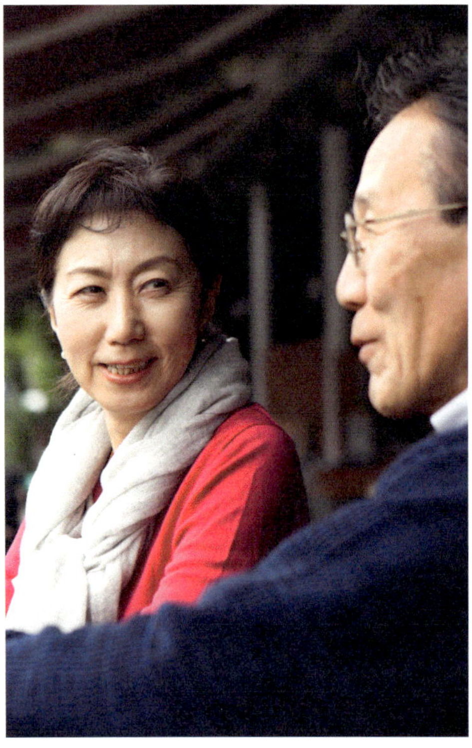
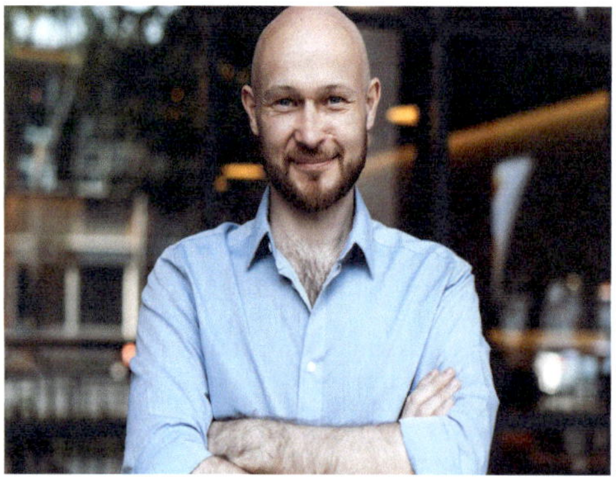
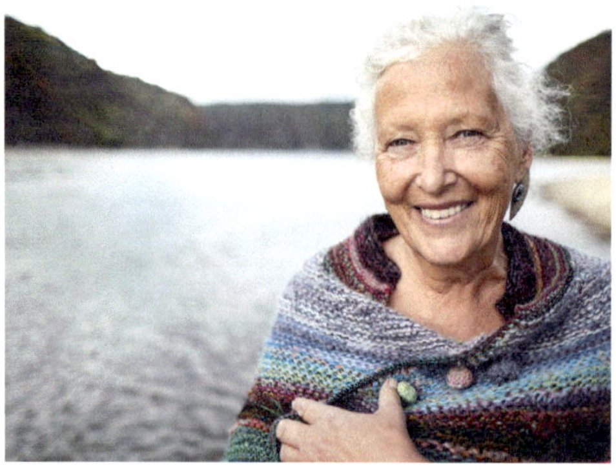
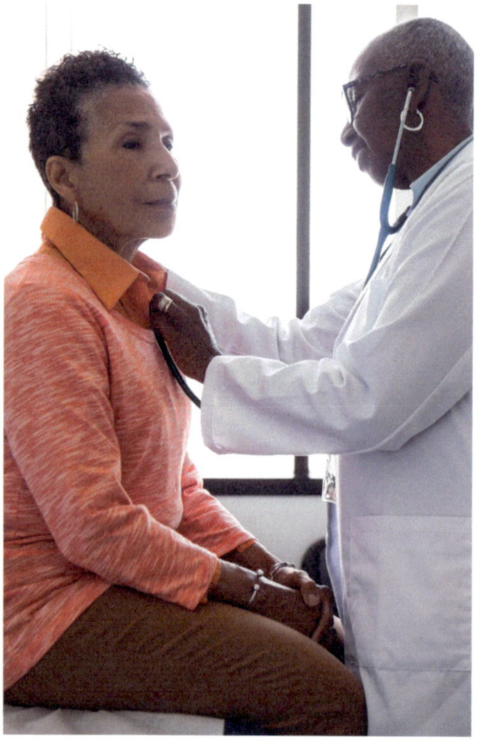

Table des matières

1
Qu'est-ce qu'un lymphome ?

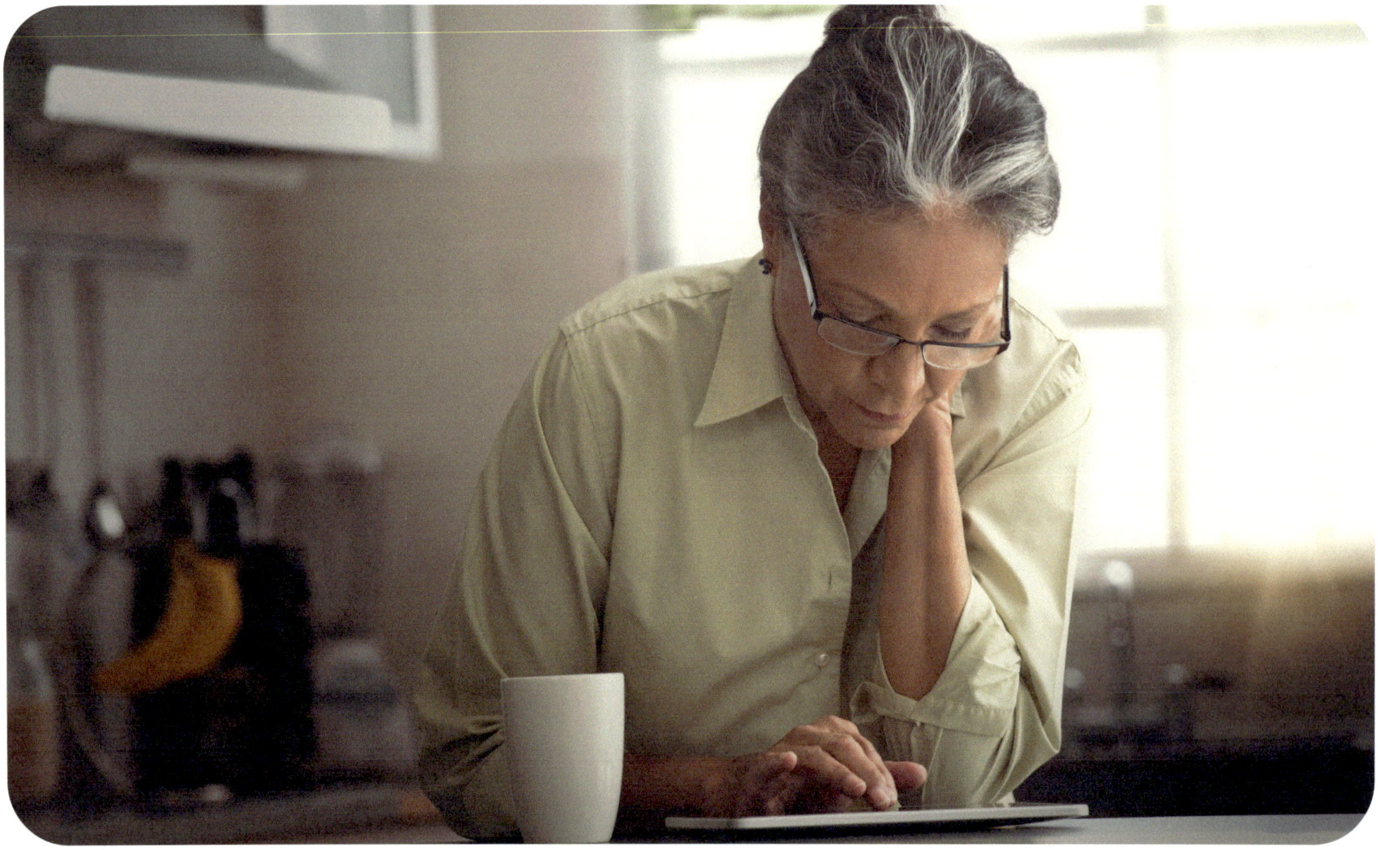

Le lymphome diffus à grandes cellules B (LDGCB) est le type le plus courant de lymphome non hodgkinien. Les lymphomes non hodgkiniens (LNH) se forment dans les lymphocytes, un type de globules blancs. Le LDGCB est un cancer à croissance rapide, qui affecte les tissus et les organes tels que la moelle osseuse, la rate, le thymus, les ganglions lymphatiques et les vaisseaux lymphatiques.

Système lymphatique

Le lymphome est type le plus courant de cancer du sang. Il affecte le système lymphatique. Le système lymphatique est une partie importante du système immunitaire de l'organisme. Il s'agit d'un réseau de tissus et d'organes qui combattent les germes comprenant la moelle osseuse, la rate, le thymus, les ganglions lymphatiques et les vaisseaux lymphatiques.

Les vaisseaux lymphatiques constituent un réseau tubulaire dans lequel circulent le liquide lymphatique (lymphe) et les globules blancs vers tous les tissus de l'organisme. La lymphe apporte aux cellules de l'eau et de la nourriture. Les globules blancs aident à combattre les infections et les maladies.

Lorsque la lymphe se déplace dans votre corps, elle passe par des centaines de petites structures en forme de haricot appelées ganglions lymphatiques. Les ganglions lymphatiques fabriquent des cellules immunitaires qui aident l'organisme à combattre les infections. Ils filtrent également la lymphe et éliminent les corps étrangers tels que les bactéries et les cellules cancéreuses.

Système lymphatique

Le système lymphatique fait partie de votre système immunitaire. Il comprend la moelle osseuse, la rate, le thymus, les ganglions lymphatiques et les vaisseaux lymphatiques.

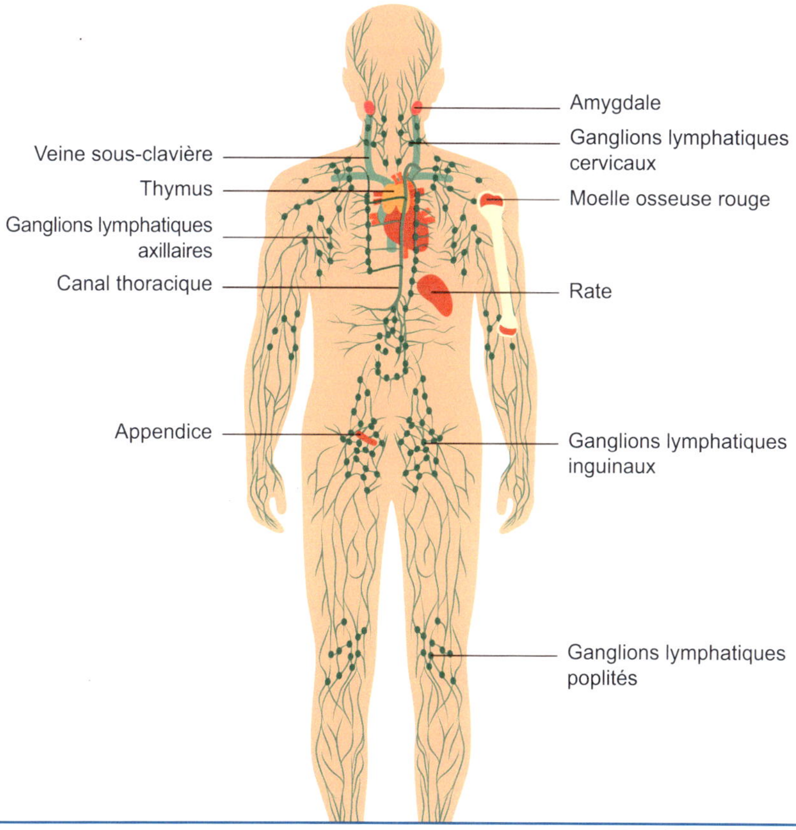

Lymphocytes

Le lymphome non hodgkinien (LNH) est un cancer du système immunitaire qui prend naissance dans les lymphocytes, un type de globules blancs. Les globules blancs combattent les infections. Les lymphocytes sont présents dans le sang et le tissu lymphatique. Le tissu lymphatique comprend les vaisseaux et les ganglions lymphatiques. En temps normal, les lymphocytes se multiplient en réponse à une infection ou à une inflammation. Lorsqu'ils se multiplient spontanément, ils peuvent se transformer en lymphome.

Il existe 3 principaux types de lymphocytes :

- Les **lymphocytes B ou cellules B** fabriquent des anticorps. Un anticorps est une protéine.
- Les **lymphocytes T ou cellules T** aident à tuer les cellules tumorales et à contrôler les réponses immunitaires.
- Les **cellules tueuses naturelles (NK)** possèdent des granules (petites particules) contenant des enzymes qui peuvent tuer les cellules tumorales ou les cellules infectées par un virus.

Le lymphome non hodgkinien (LNH) peut se former à partir de lymphocytes B, T ou NK. Le lymphome diffus à grandes cellules B apparait dans les cellules B. Les cellules B produisent des anticorps qui sont utilisés pour attaquer les bactéries, les virus et les toxines qui les envahissent. Les molécules d'anticorps s'accrochent aux virus ou aux bactéries qui les envahissent et les détruisent.

LDGCB

Le lymphome diffus à grandes cellules B (LDGCB) est le type le plus courant de lymphome non hodgkinien. Il représente environ 3 LNH sur 10. Les tumeurs à grandes cellules et à croissance rapide se trouvent généralement dans les ganglions lymphatiques, la rate, le foie, la moelle osseuse ou d'autres tissus et organes. Les symptômes comprennent la fièvre, les sueurs nocturnes et la perte de poids. Tout le monde ne présente pas les mêmes symptômes et les tumeurs peuvent se trouver n'importe où dans le corps.

Sous-types de LDGCB

Il existe plusieurs sous-types de lymphome diffus à grandes cellules B. Si vous avez un LDGCB associé à un autre lymphome, il sera probablement traité comme un LDGCB. Pour les sous-types de LDGCB traités dans cet ouvrage, reportez-vous au Guide 1.

"

Je n'avais aucun des symptômes typiques d'un LDGCB. Rien dans mon cas n'était typique. J'étais jeune, dans la vingtaine, et j'avais un LDGCB dans un os de mon pied."

Guide 1
Sous-types de LDGCB

LDGCB, sans autre spécificité (NOS) (centrogerminatif et non centrogerminatif) • Le centre germinatif (ou centre folliculaire) n'est pas équivalent au lymphome folliculaire (LF) et peut survenir dans le LDGCB et le lymphome de Burkitt.
LDGCB avec lymphome folliculaire (FL) de tout grade
LDGCB avec un lymphome du tissu lymphoïde associé à la muqueuse (MALT) gastrique
LDGCB avec un lymphome MALT non gastrique
Lymphome intravasculaire à grandes cellules B
LDGCB associé à une inflammation chronique
Lymphome à grandes cellules B ALK-positif (ceux-ci sont le plus souvent CD20 négatifs et le rituximab n'est pas nécessaire)
LDGCB positif au virus d'Epstein-Barr (VEB-positif), (NOS)
Lymphome à grandes cellules B riche en cellules T/histiocytes
Lymphome à grandes cellules B avec réarrangement du gène *IRF4*
LDGCB à double expression
Lymphome médiastinal primitif à grandes cellules B (LMPGCB)
Lymphome de la zone grise
Lymphomes à cellules B de haut grade avec translocations de *MYC* et *BCL2* et/ou *BCL6* (lymphome à double ou triple foyer)
Lymphomes de grade élevé à cellules B, NOS
LDGCB cutané primitif, de type jambe

Informations sur les sous-types **non** couverts par cet ouvrage :

- **Lymphome cutané primitif de la zone marginale (LCP-ZM) et lymphome cutané primitif centrofolliculaire (LCP-CF)** - Pour plus d’informations, consultez les *NCCN Guidelines for Patients : Lymphomes cutanés primitifs* et *NCCN Guidelines for Patients : Lymphome folliculaire*, disponibles à l’adresse NCCN.org/patientguidelines
- **LDGCB primitif du système nerveux central (SNC)** - Pour plus d’informations, consultez les *NCCN Guidelines for Patients : Lymphome primitif du système nerveux central*, disponibles à l’adresse NCCN.org/patientguidelines
- **LDGCB découlant d’une leucémie lymphoïde chronique (LLC) appelée syndrome de Richter** - Pour plus d’informations, consultez les *NCCN Guidelines for Patients : Leucémie lymphoïde chronique*, disponibles à l’adresse NCCN.org/patientguidelines

Les personnes atteintes d’un lymphome diffus à grandes cellules B ou de l’un de ses sous-types doivent être traitées dans des centres spécialisés dans ce type de cancer.

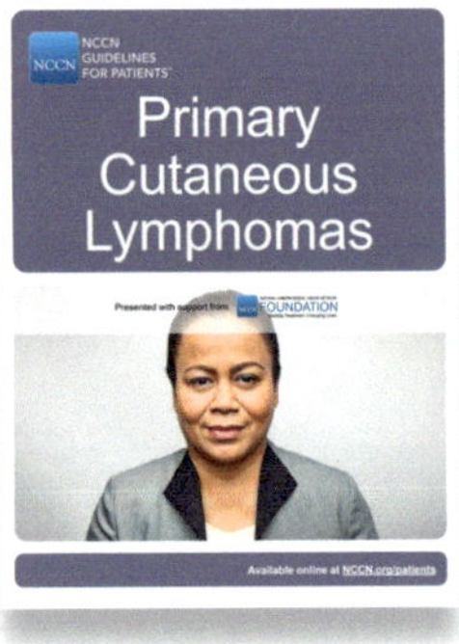

Lymphome cutané primitif de la zone marginale (LCP-ZM)

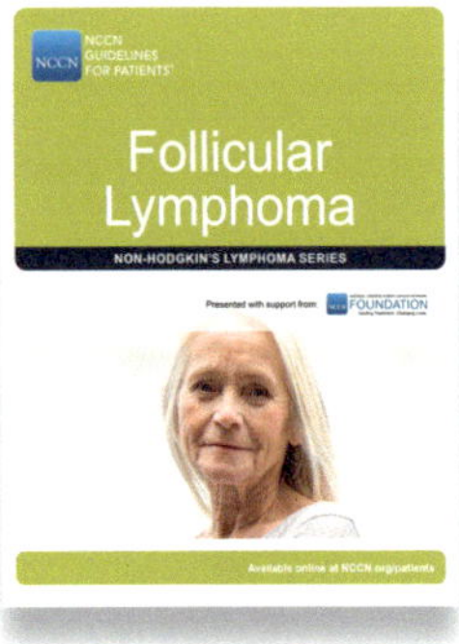

Lymphome cutané primitif centrofolliculaire (LCP-CF)

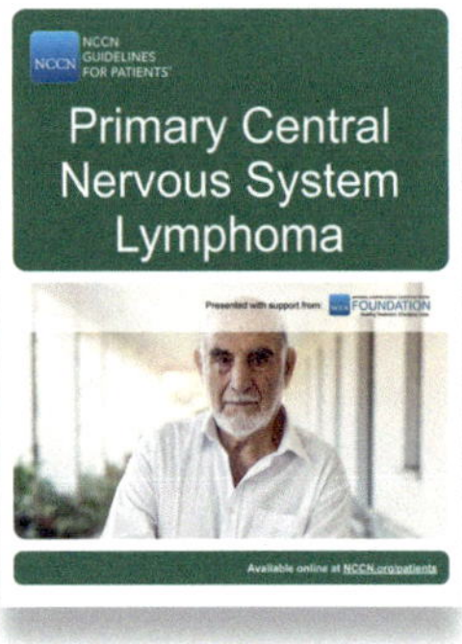

LDGCB primitif du système nerveux central (SNC)

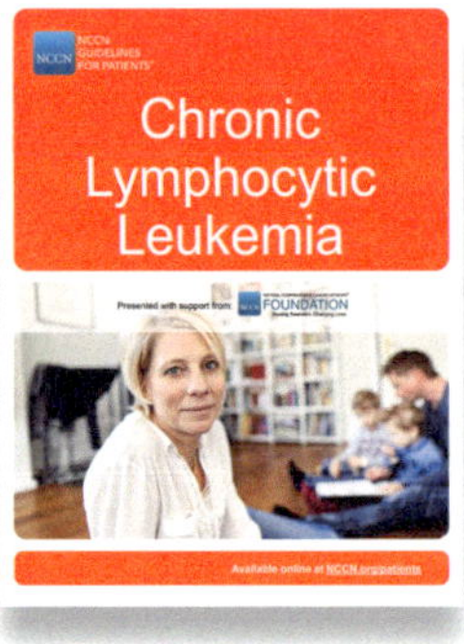

LDGCB découlant d’une leucémie lymphoïde chronique (LLC) appelée syndrome de Richter

Points clés

- Le système lymphatique est un réseau de tissus et d'organes qui aide votre corps à combattre les infections et les maladies. Il fait partie du système immunitaire.
- Les lymphomes non hodgkiniens (LNH) se forment dans les lymphocytes, un type de globules blancs. Les globules blancs combattent les infections.
- Le lymphome diffus à grandes cellules B (LDGCB) est le type le plus courant de lymphome non hodgkinien (LNH).
- Les tumeurs à grandes cellules et à croissance rapide se trouvent généralement dans les ganglions lymphatiques, la rate, le foie, la moelle osseuse ou d'autres tissus et organes. Les symptômes comprennent la fièvre, les sueurs nocturnes et la perte de poids.
- Il existe de nombreux sous-types de LDGCB.

Nous voulons votre opinion !

Notre objectif est de fournir des informations utiles et faciles à comprendre sur le cancer.

Répondez à notre enquête pour nous indiquer nos points forts et ce que nous pourrions améliorer :

NCCN.org/patients/feedback

2

Dépistage du LDGCB

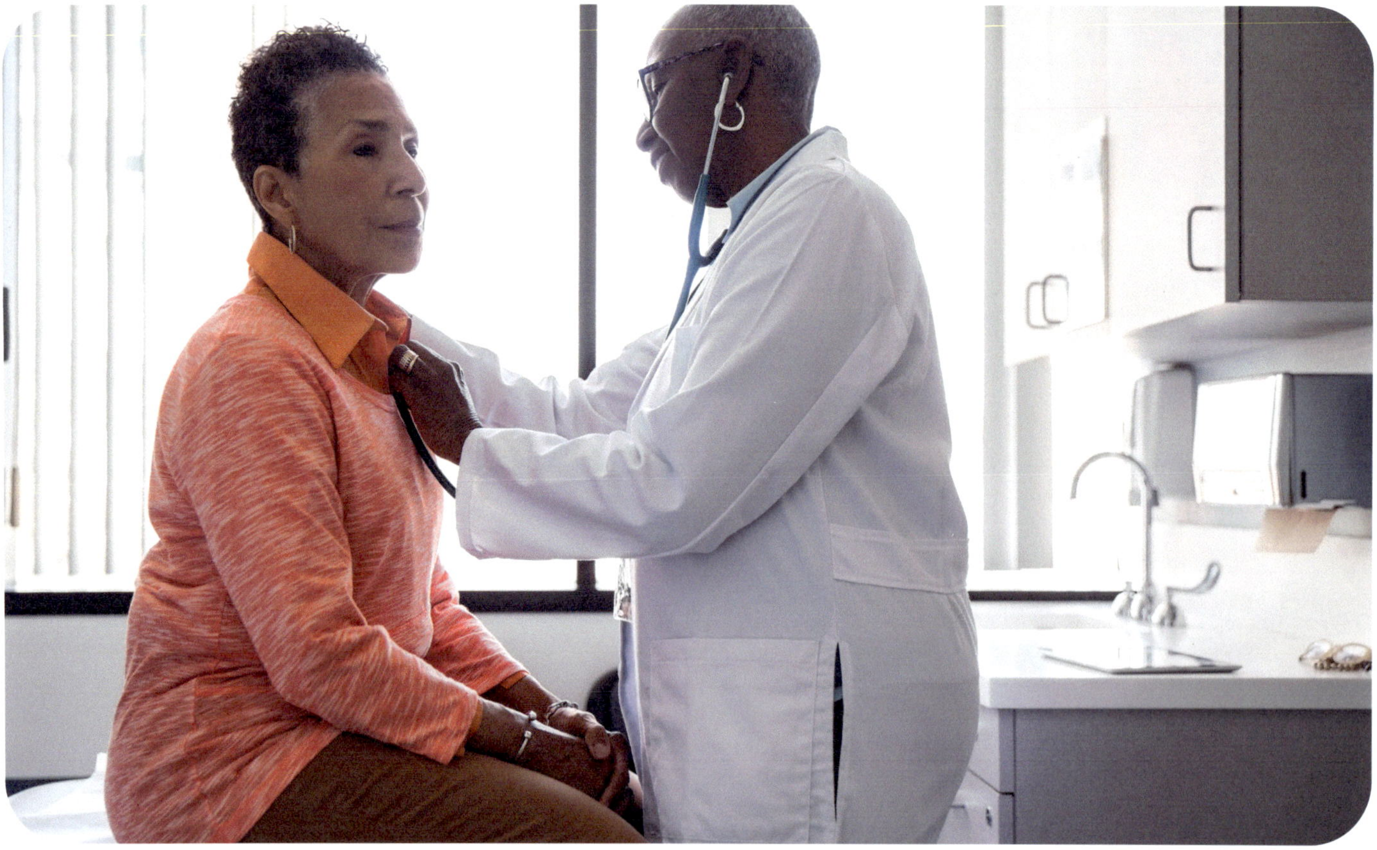

Des tests précis sont nécessaires pour diagnostiquer et traiter le LDGCB. Ce chapitre vous présente les différents tests que vous pouvez effectuer et ce à quoi vous devez vous attendre.

Résultats du test

Les résultats des examens d'imagerie et des biopsies seront utilisés pour déterminer votre plan de traitement. Il est important que vous compreniez la signification de ces tests. Posez des questions et conservez des copies des résultats de vos examens. Les portails patients en ligne sont un excellent moyen d'accéder aux résultats de vos examens.

Gardez ces éléments à l'esprit :

- Choisissez un ami, un membre de la famille ou un pair qui peut vous conduire à vos rendez-vous, vous fournir des repas ou vous offrir un soutien émotionnel pendant le diagnostic et le traitement.
- Venez accompagné(e) aux visites chez le médecin, si possible.
- Notez vos questions et prenez des notes pendant les rendez-vous. N'hésitez pas à poser des questions à votre équipe soignante. Apprenez à connaître votre équipe soignante et aidez-la à vous connaître.
- Obtenez des copies des analyses de sang, des résultats d'imagerie et des rapports concernant le type de cancer dont vous êtes atteint.
- Organisez vos papiers. Créez des intercalaires pour les formulaires d'assurance, les dossiers médicaux et les résultats d'examens. Vous pouvez faire de même sur votre ordinateur.

Créez un classeur médical

Un classeur médical est un excellent moyen de regrouper et organiser vos documents.

- Faites des copies des analyses de sang, des résultats d'imagerie et des rapports concernant votre type de cancer. Cela vous sera utile pour obtenir un deuxième avis.
- Choisissez un classeur qui répond à vos besoins. Pensez à une pochette à fermeture éclair pour y glisser un stylo, un petit calendrier et les cartes d'assurance maladie et de mutuelle.
- Créez des intercalaires pour les formulaires d'assurance, les dossiers médicaux et les résultats d'examens. Vous pouvez faire de même sur votre ordinateur.
- Utilisez les portails patients en ligne pour consulter vos résultats de tests et autres dossiers. Téléchargez ou imprimez les dossiers pour les ajouter à votre classeur.
- Organisez votre classeur de la manière qui vous convient le mieux. Ajoutez une section pour les questions et la prise de notes.
- Apportez votre classeur médical à vos rendez-vous. Vous pourriez en avoir besoin !

- Conservez une liste des coordonnées de tous les membres de votre équipe soignante. Ajoutez-la à votre téléphone. Accrochez la liste sur votre réfrigérateur ou gardez-la dans un endroit facilement accessible en cas d'urgence. Tenez votre médecin traitant informé des modifications apportées à cette liste. Nous vous encourageons à garder votre médecin généraliste. Ce sont d'excellents partenaires de soins.
- Incluez dans votre liste de contacts des informations sur le sous-type exact de LDGCB, ainsi que sur tout traitement et sa date de début.

Examens de santé généraux

Antécédents médicaux

Les antécédents médicaux sont un registre de tous les problèmes de santé et traitements que vous avez eus dans votre vie. Préparez-vous à énumérer toutes vos maladies ou blessures et les dates correspondantes. Apportez une liste des médicaments que vous avez pris et que vous prenez, ainsi que des médicaments en vente libre, des plantes médicinales ou des compléments alimentaires que vous prenez. Certains compléments alimentaires interagissent et affectent les prescriptions que votre médecin peut vous donner. Parlez à votre médecin de tous les symptômes que vous présentez. Les antécédents médicaux, parfois appelés antécédents de santé, aideront à déterminer le traitement qui vous convient le mieux.

Antécédents familiaux

Certains cancers ou autres maladies peuvent être héréditaires. Votre médecin vous interrogera sur les antécédents de santé des membres de votre famille qui sont des parents biologiques. Ces informations sont appelées antécédents familiaux. Interrogez les membres des deux côtés de votre famille sur leurs problèmes de santé, comme les maladies cardiaques, le cancer et le diabète, et sur l'âge auquel ils ont été diagnostiqués. Il est important de connaître le type spécifique de cancer, l'endroit où le cancer a commencé et s'il s'est propagé.

Examen physique

Au cours d'un examen physique, votre prestataire de soins de santé peut :

- Vérifier votre température, votre tension artérielle, votre pouls et votre rythme respiratoire
- Vérifier votre taille et votre poids
- Écouter vos poumons et votre cœur
- Regarder vos yeux, vos oreilles, votre nez et votre gorge
- Palper et appliquer une pression sur certaines parties de votre corps pour voir si les organes sont de taille normale, s'ils sont mous ou durs, ou s'ils provoquent une douleur au toucher. Prévenez votre médecin en cas de douleur.
- Vérifier si les ganglions lymphatiques de votre cou et de vos aisselles sont gonflés. Prévenez votre médecin si vous avez senti des grosseurs ou si vous avez des douleurs.

Pour les tests éventuels, reportez-vous au Guide 2.

> Apportez une liste de tous les médicaments, vitamines, médicaments en vente libre, plantes médicinales ou compléments alimentaires que vous prenez.

Guide 2 Tests
Biopsie, classification histologique et examen pathologique
Immunophénotypage par immunohistochimie (IHC) et cytométrie de flux
Examen physique avec attention particulière portée aux zones comportant des ganglions, y compris l'anneau de Waldeyer, et à la taille du foie et de la rate
Indice de performance (PS)
Symptômes B (fièvre, sueurs nocturnes abondantes et perte de plus de 10 % du poids corporel en 6 mois)
Hémogramme complet (HC) avec différentiel, lactate déshydrogénase (LDH), bilan métabolique complet et acide urique
TEP/TDM (y compris du cou) et/ou TDM du thorax/de l'abdomen/du bassin avec contraste
Calcul de l'index pronostique international (IPI) qui prédit la survie globale et sans progression dans le LDGCB en fonction des facteurs de risque
Test de l'hépatite B
Échocardiogramme ou scanner MUGA si un schéma thérapeutique à base d'anthracycline ou d'anthracènedione sera utilisé
Test de grossesse si une chimiothérapie ou une radiothérapie sera utilisée
Éventuellement : • TDM/IRM de la tête avec contraste ou TDM/IRM du cou avec contraste • Discussion des problèmes de fertilité et du stockage du sperme • Test du VIH • Test de l'hépatite C • Bêta-2-microglobuline • Ponction lombaire pour les patients présentant un risque d'atteinte du système nerveux central (SNC) • Biopsie de la moelle osseuse avec ou sans aspiration ; une biopsie de la moelle osseuse n'est pas nécessaire si l'examen par TEP/TDM révèle une maladie osseuse.

Fertilité (tous sexes)

Un traitement tel que la chimiothérapie peut modifier votre fertilité, c'est-à-dire votre capacité à avoir des enfants. Si vous pensez vouloir des enfants à l'avenir, demandez à votre médecin comment le cancer et son traitement peuvent altérer votre fertilité. Afin de préserver votre fertilité, vous devrez peut-être prendre des mesures avant de commencer le traitement contre le cancer. Les personnes qui souhaitent avoir des enfants à l'avenir devraient être orientées vers un spécialiste de la fertilité pour discuter des options avant de commencer le traitement.

Le but de la préservation de la fertilité est de vous laisser le choix, que votre décision d'avoir des enfants ou de ne pas en avoir soit arrêtée ou non. Les spécialistes de la fertilité et de la reproduction peuvent vous aider à déterminer ce qui convient le mieux à votre situation.

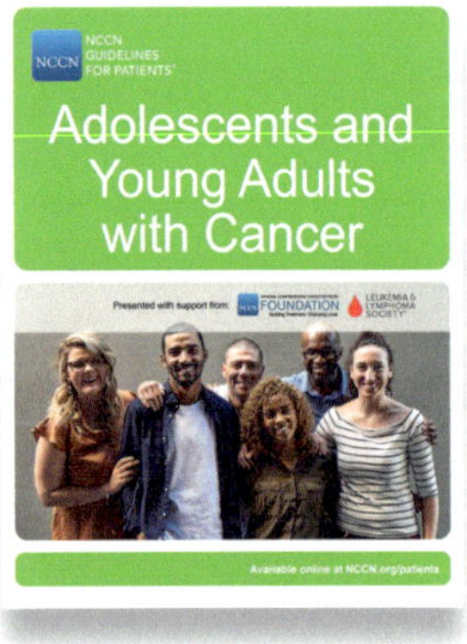

Vous trouverez de plus amples informations sur la préservation de la fertilité dans les *NCCN Guidelines for Patients : Adolescents et des jeunes adultes atteints d'un cancer*, disponibles à l'adresse NCCN.org/patientguidelines.

Fertilité altérée

Le traitement peut entraîner une altération ou une interruption temporaire de votre fertilité. Cette perte temporaire de fertilité est liée à votre âge au moment du diagnostic, au(x) type(s) de traitement, à la dose de traitement et à la durée du traitement. Parlez à votre médecin de vos inquiétudes et prévenez-le si vous envisagez une grossesse.

Prévention de la grossesse

Il est important de prévenir une grossesse pendant le traitement. Le cancer et son traitement peuvent affecter les ovaires et endommager les spermatozoïdes. La contraception hormonale n'est pas forcément recommandée. Demandez à votre médecin quelles sont les options possibles, comme les dispositifs intra-utérins (DIU) et les méthodes barrières. Les méthodes barrières comprennent les préservatifs, les diaphragmes, les capes cervicales et l'éponge contraceptive.

Personnes ayant des ovaires

Les personnes pouvant tomber enceintes feront un test de grossesse avant de commencer le traitement. Le traitement contre le cancer peut nuire au bébé si vous êtes déjà enceinte ou si vous le devenez pendant le traitement. C'est pourquoi il est recommandé d'utiliser une méthode de contraception pour éviter une grossesse pendant et après le traitement. Si vous êtes enceinte ou si vous allaitez au moment du diagnostic de votre cancer, certains traitements devront être évités.

Les menstruations ou « règles » peuvent s'arrêter pendant le traitement, mais reviennent souvent dans les deux ans qui suivent le traitement chez les personnes âgées de 40 ans ou moins. Il est toujours possible de tomber enceinte même si vous n'avez pas de règles. C'est pourquoi la contraception est recommandée pendant et après le traitement. Consultez votre médecin pour connaître le meilleur moment pour planifier une grossesse.

Personnes ayant des testicules

Le cancer et son traitement peuvent endommager les spermatozoïdes. Par conséquent, utilisez un moyen de contraception tel que le préservatif pour éviter une grossesse pendant et après le traitement du cancer.

Indice de performance

L'indice de performance (PS) est le niveau général de forme physique d'une personne et sa capacité à accomplir des tâches quotidiennes. Votre état de santé général sera évalué à l'aide d'une échelle PS appelée ECOG (Eastern Cooperative Oncology Group). Le PS est un des facteurs pris en compte lors du choix d'un plan de traitement. Vos préférences en matière de traitement sont toujours importantes.

Les scores ECOG PS vont de 0 à 4.

- PS 0 signifie que vous êtes pleinement actif/ve.
- PS 1 signifie que vous êtes encore capable d'effectuer des activités légères à modérées.
- PS 2 signifie que vous pouvez encore vous occuper de vous-même mais que vous n'êtes pas actif/ve.
- PS 3 signifie que vous êtes limité(e) à un fauteuil ou un lit plus de la moitié du temps.
- PS 4 signifie que vous avez besoin de quelqu'un pour s'occuper de vous et que vous êtes limité(e) à un fauteuil ou à un lit.
- PS 5 means the person is not alive.

Un bon PS est généralement un PS 0 ou un PS 1.

Index pronostique international

L'index pronostique international (IPI) est un système de notation du pronostic du cancer. Un pronostic est l'évolution probable de votre cancer. L'IPI est basé sur l'âge, le statut de performance (PS), le stade du cancer, les résultats de la lactate déshydrogénase (LDH), et si le cancer se situe dans la moelle osseuse, le système nerveux central (SNC), le foie, le tube digestif ou le poumon. Ces facteurs peuvent également permettre d'évaluer votre risque de maladie du SNC.

Indice de performance

L'indice de performance (PS) est la capacité d'une personne à effectuer des tâches quotidiennes.

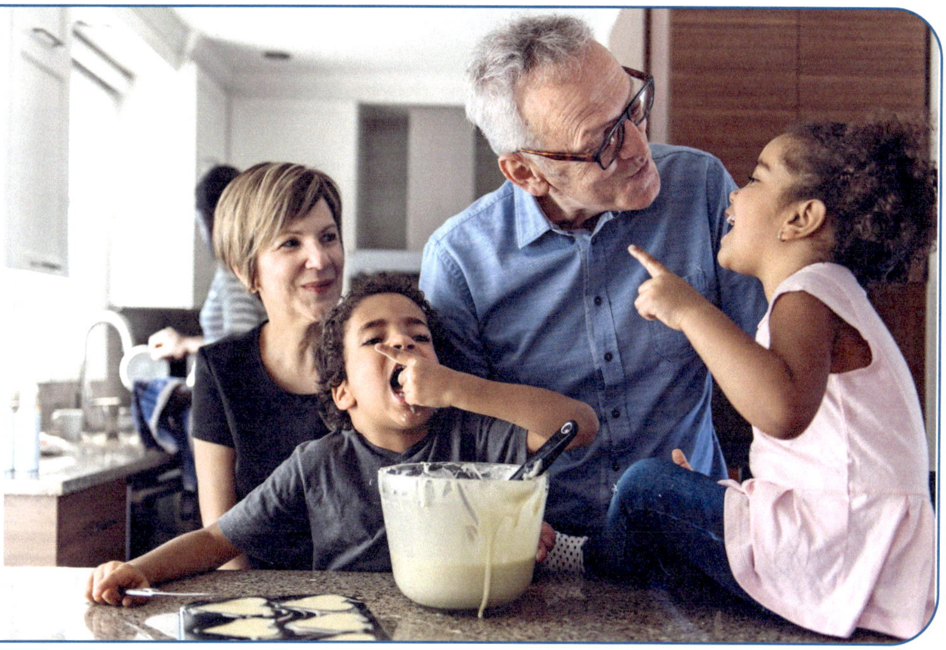

Analyses de sang

Les analyses de sang permettent de vérifier les signes de maladie et le bon fonctionnement des organes. Ils nécessitent un échantillon de votre sang, prélevé par une aiguille placée dans votre veine.

Préparez-vous à réaliser de nombreuses analyses de sang. Il se peut que vous ayez à réaliser des analyses de sang toutes les 6 à 48 heures pendant le traitement et le rétablissement du LDGCB pour vérifier les résultats du traitement, la numération sanguine et la santé de vos organes tels que le foie et les reins.

Les tests éventuels décrits ci-après sont énumérés par ordre alphabétique et non par ordre d'importance.

Acide urique

L'acide urique est libéré par les cellules lorsque l'ADN se décompose. C'est un déchet normal qui se dissout dans le sang et est filtré par les reins où il quitte l'organisme sous forme d'urine. Un excès d'acide urique dans l'organisme est appelé hyperuricémie. Dans le cas du LDGCB, elle peut être causée par un renouvellement rapide des globules blancs. Une quantité élevée d'acide urique peut être un effet secondaire de la chimiothérapie ou de la radiothérapie.

Anticorps contre le CMV

Ce test recherche des anticorps contre le cytomégalovirus (CMV), un virus de la famille de l'herpès. Le CMV est très courant. La plupart des gens ne savent même pas qu'ils l'ont.

Bilan métabolique complet

Un bilan métabolique complet (BMC) mesure 14 substances différentes dans votre sang. Il est généralement effectué sur le plasma sanguin.

Le BMC fournit des informations importantes sur le fonctionnement de vos reins et de votre foie, entre autres.

Créatinine

La créatinine est un déchet produit dans les muscles. Chaque personne produit une quantité fixe de créatinine chaque jour, en fonction de la quantité de muscles qu'elle possède. Elle est filtrée hors du sang par les reins. Le taux de créatinine dans le sang indique le bon fonctionnement des reins. Un taux de créatinine plus élevé signifie que les reins ne fonctionnent pas aussi bien qu'ils le faisaient lorsque le taux de créatinine était plus faible.

Électrolytes

Les électrolytes aident à faire entrer les nutriments dans les cellules et à en faire sortir les déchets. Les électrolytes sont des ions ou des particules transportant une charge électrique qui aident les nerfs, les muscles, le cœur et le cerveau à fonctionner comme ils le devraient. Votre corps a besoin d'électrolytes pour fonctionner correctement.

EPS

L'électrophorèse des protéines sériques (EPS) examine des protéines spécifiques du sang appelées globulines. Leur nombre peut augmenter dans certaines conditions.

Examen différentiel

Il existe 5 types de globules blancs : les neutrophiles, les lymphocytes, les monocytes, les éosinophiles et les basophiles. Un examen différentiel compte le nombre de chaque type de globules blancs. Il vérifie également si les numérations sont équilibrées entre elles.

Hémogramme complet

L'hémogramme complet mesure les taux de globules rouges (GR), de globules blancs (GB) et de plaquettes dans votre sang. Votre médecin voudra savoir si vous avez suffisamment de GR pour transporter l'oxygène dans tout votre corps, de GB pour combattre les infections et de plaquettes pour contrôler les saignements.

Hépatite B et C

L'hépatite est un virus qui provoque une inflammation du foie. L'hépatite B (VHB) et l'hépatite C (VHC) se transmettent par contact avec du sang et d'autres fluides corporels. Une analyse de sang permettra de déterminer si vous avez déjà eu une hépatite ou si vous en avez une actuellement. Certains traitements peuvent provoquer la réactivation du VHB, ce qui peut causer des dommages au foie.

Lactate déshydrogénase

La lactate déshydrogénase (LDH) ou acide lactique déshydrogénase est une protéine présente dans la plupart des cellules. Les cellules mourantes libèrent de la LDH dans le sang. Les cellules à croissance rapide libèrent également de la LDH.

Test de grossesse

Si le traitement prévu risque d'avoir une incidence sur la grossesse, les personnes qui peuvent être enceintes réaliseront un test de grossesse avant le début du traitement.

Typage HLA

Les antigènes leucocytaires humains (HLA) sont des protéines présentes à la surface de la plupart des cellules. Ils jouent un rôle important dans la réponse immunitaire de votre organisme. Les HLA sont uniques à chaque personne. Ils marquent les cellules de votre corps. Votre organisme détecte ces marqueurs pour déterminer quelles cellules sont les vôtres. En d'autres termes, toutes vos cellules possèdent le même ensemble de HLA. L'ensemble des HLA de chaque personne est appelé type HLA ou type tissulaire.

Le typage HLA est un test sanguin qui permet de détecter le type HLA d'une personne. Ce test est effectué avant une greffe de cellules souches (allogéniques) d'un donneur. Pour trouver un donneur compatible, vos protéines seront comparées à celles du donneur pour voir combien de protéines sont identiques. Une très bonne compatibilité est nécessaire pour qu'une greffe soit une option de traitement. Sinon, votre organisme rejettera les cellules du donneur ou les cellules du donneur réagiront contre votre organisme. Des échantillons de votre sang et de celui de vos parents biologiques seront d'abord testés.

> Préparez-vous à réaliser de nombreuses analyses de sang.

VIH

Le virus de l'immunodéficience humaine (VIH) provoque le syndrome d'immunodéficience acquise (SIDA). Un test d'anticorps anti-VIH permet de vérifier la présence d'anticorps anti-VIH dans un échantillon de sang, d'urine ou de salive. Le traitement des LDGCB séropositifs n'est pas abordé dans cet ouvrage.

Biopsie

Une biopsie est le prélèvement d'un échantillon de tissu ou de liquide à des fins d'analyse. C'est une partie importante d'un diagnostic précis. Votre échantillon doit être examiné par un pathologiste qui est un expert du diagnostic du LDGCB.
Le pathologiste notera l'aspect général, la taille, la forme et le type de vos cellules. Cet acte est souvent appelé examen histologique, histopathologique ou hématopathologique. Des tests seront effectués sur les cellules biopsiées. Posez des questions sur les résultats de votre biopsie et sur ce que cela signifie pour votre traitement.

Les types de biopsies possibles comprennent :

- L'**aspiration à l'aiguille fine (FNA)** ou la microbiopsie utilise des aiguilles de différentes tailles pour prélever un échantillon de tissu ou de liquide.
- **Biopsie du ganglion lymphatique** Une aspiration à l'aiguille fine (FNA) et une biopsie du ganglion lymphatique sont recommandées.
- Une FNA est généralement effectuée avec d'autres méthodes de laboratoire afin de diagnostiquer avec précision le type de LDGCB.

Ces méthodes comprennent :

- L'immunohistochimie (IHC)
- La cytométrie en flux
- L'analyse des biomarqueurs pour détecter les réarrangements génétiques et le caryotype ou la FISH pour les translocations majeures

Dans un réarrangement génétique, il y a soit une perte, soit un gain de matériel chromosomique. Une translocation désigne le transfert de matériel génétique d'un chromosome à un autre.

Aspiration et biopsie de la moelle osseuse

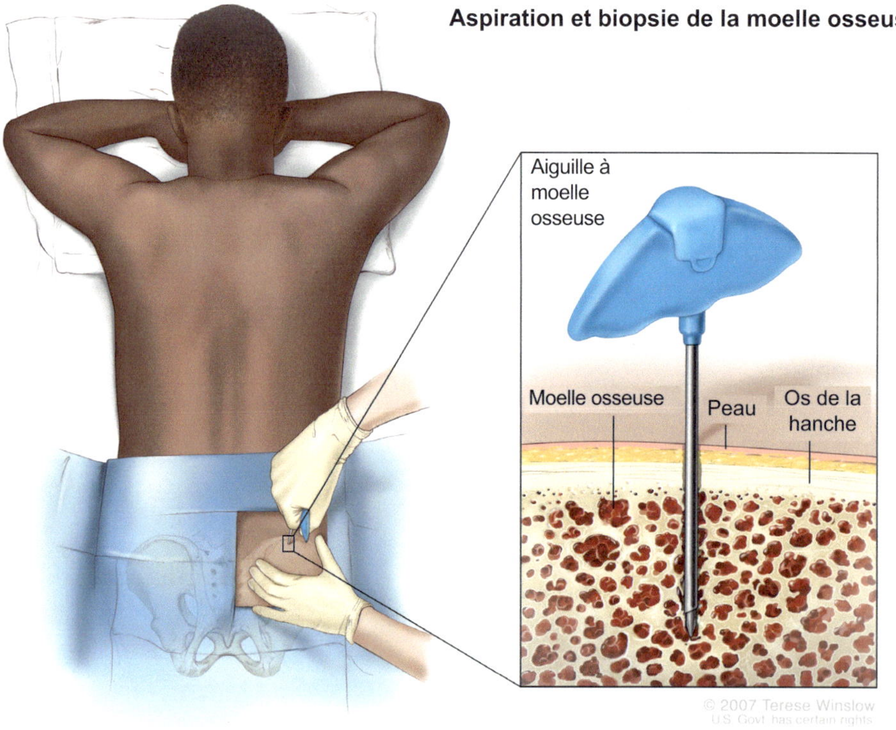

Des échantillons d'os et de moelle sont prélevés lors d'une biopsie.

Analyses de la moelle osseuse

Des analyses de la moelle osseuse peuvent être effectués dans certains cas.

Il existe deux types d'analyses de la moelle osseuse qui sont souvent effectuées en même temps :

- Aspiration de la moelle osseuse
- Biopsie de la moelle osseuse

Votre moelle osseuse est comme une éponge qui contient du liquide et des cellules. Une aspiration permet de prélever une partie du liquide et des cellules de l'éponge, tandis qu'une biopsie permet de prélever un morceau de l'éponge.

Les échantillons sont généralement prélevés à l'arrière de l'os de la hanche (pelvis). Vous serez probablement allongé(e) sur le ventre ou sur le côté. Vos médecins vont d'abord nettoyer la zone et vous donner un sédatif ou anesthésier votre peau et la surface externe de votre os. Pour une aspiration, une aiguille creuse sera enfoncée à travers votre peau et dans l'os. La moelle osseuse liquide sera ensuite aspirée dans une seringue. Pour la biopsie, une aiguille plus large sera utilisée pour prélever une carotte. Vous pourrez ressentir une douleur osseuse au niveau de la hanche pendant quelques jours. Votre peau pourra présenter des ecchymoses.

Biopsie d'un ganglion lymphatique

Une biopsie d'un ganglion lymphatique est recommandée pour diagnostiquer un LDGCB. Les ganglions lymphatiques sont généralement trop petits pour être vus ou sentis. Parfois, les ganglions lymphatiques peuvent sembler gonflés, hypertrophiés, durs au toucher ou ne bougent pas lorsqu'on les palpe (fixes ou immobiles). Une biopsie des ganglions lymphatiques peut être effectuée par une procédure de biopsie à l'aiguille ou par une petite intervention chirurgicale visant à retirer un ganglion lymphatique.

Quels sont les antécédents médicaux de votre famille ?

Certaines maladies, dont certains cancers, sont héréditaires : elles se transmettent par des gènes de parent à enfant. Ces informations sont appelées antécédents médicaux familiaux. Vous pouvez interroger les membres de votre famille sur leurs problèmes de santé, comme les maladies cardiaques, le cancer et le diabète, et leur demander à quel âge ils ont été diagnostiqués. Pour les parents décédés, demandez la cause et l'âge du décès.

Commencez par interroger vos parents, vos frères et sœurs et vos enfants. Ensuite, parlez à vos demi-frères et sœurs, oncles et tantes, neveux et nièces, grands-parents et petits-enfants.

Notez ces informations sur vos antécédents familiaux et partagez-les avec votre prestataire de soins.

Voici quelques-unes des questions à poser :

- As-tu des maladies chroniques, telles que des maladies cardiaques ou le diabète, ou des problèmes de santé tels que l'hypertension artérielle ou l'hypercholestérolémie ?
- As-tu eu d'autres maladies, comme un cancer ou un accident vasculaire cérébral ?
- Quel âge avais-tu lorsque chacune de ces maladies et chacun de ces problèmes de santé ont été diagnostiqués ?
- Quelle est l'ascendance de notre famille : de quels pays nos ancêtres sont-ils originaires ?

Tests génétiques

Les tests génétiques sont effectués à partir du sang ou de la salive (en crachant dans un récipient). Le but est de rechercher des mutations génétiques héritées de vos parents biologiques, appelées mutations germinales. Certaines mutations peuvent vous exposer à un risque de plusieurs types de cancer. Vous pouvez transmettre ces gènes à vos enfants. Les membres de votre famille peuvent également être porteurs de ces mutations. Informez votre médecin s'il y a des antécédents familiaux de cancer.

Il existe 3 grands types de tests génétiques :

- **Cytogénétiques** - pour examiner les chromosomes entiers
- **Biochimiques** - pour mesurer les protéines produites par les gènes
- **Moléculaires** - pour rechercher de petites mutations de l'ADN ou des gènes

Bien que cela puisse prêter à confusion, sachez que les tests effectués pour rechercher une mutation génétique héréditaire ou un risque héréditaire de cancer sont différents des tests génétiques effectués sur des cellules cancéreuses ou des tests visant à rechercher des protéines produites par des cellules cancéreuses. Dans cet ouvrage, les tests effectués sur des cellules cancéreuses ou pour rechercher des preuves de cancer sont appelés analyse des biomarqueurs.

Analyse des biomarqueurs

Un échantillon de votre biopsie sera soumis à des tests de laboratoire pour rechercher des mutations/altérations spécifiques de l'ADN (acide désoxyribonucléique), des niveaux de protéines ou d'autres caractéristiques moléculaires. Ces informations sont utilisées pour en savoir plus sur votre type de LDGCB et pour choisir le meilleur traitement pour vous. On parle parfois de test moléculaire, de profilage tumoral, de profilage de l'expression génétique ou de test génomique.

Nos cellules contiennent des molécules d'acide désoxyribonucléique (ADN). Ces molécules sont étroitement contenues dans ce que l'on appelle un chromosome. Les chromosomes contiennent la plupart des informations génétiques d'une cellule. Les cellules humaines normales contiennent 23 paires de chromosomes, soit un total de 46 chromosomes. Chaque chromosome contient des milliers de gènes. Les gènes sont des instructions codées pour les protéines que vos cellules fabriquent. Il y a mutation lorsque quelque chose est anormal dans le code génétique.

L'analyse des biomarqueurs comprend des analyses des gènes ou de leurs produits (protéines). Elle identifie la présence ou l'absence de mutations et de certaines protéines qui pourraient suggérer un traitement. Les protéines s'écrivent comme ceci : BCL6. Les gènes s'écrivent en italique, comme ceci : *BCL6*. Lorsque l'on trouve un gène ou une protéine, le signe plus (+) est ajouté, comme ceci : CD10+. En cas d'absence du gène ou de la protéine, on écrit CD10-.

Exemples de biomarqueurs :

- BCL2, BCL6, CD3, CD5, CD10, CD20, CD45, IRF4/MUM1, Ki-67, *MYC*, et autres.

Exemples de gènes :

- *MYC, BCL2,* et *BCL6*.

Test du marqueur tumoral bêta-2 microglobuline (B2M)

La bêta-2 microglobuline (B2M) est une protéine qui peut être trouvée dans le sang, l'urine ou le liquide céphalorachidien (LCR). La B2M est un type de marqueur tumoral. Les marqueurs tumoraux sont des substances fabriquées par les cellules cancéreuses ou par les cellules normales en réponse à un cancer dans l'organisme.

Hybridation in situ du virus d'Epstein-Barr

L'hybridation in situ de la région codante d'Epstein-Barr (EBER) (HIS-EBER) est utilisée pour détecter le virus d'Epstein-Barr (VEB) dans des échantillons de tissus. Le virus d'Epstein-Barr est parfois présent chez les personnes atteintes de LDGCB. Ce test peut aider à déterminer le sous-type de LDGCB.

FISH

L'hybridation in situ en fluorescence (FISH) est une méthode qui fait appel à des colorants spéciaux appelés sondes qui se fixent sur des morceaux d'ADN. Comme ce test ne nécessite pas de cellules en croissance, il peut être effectué sur un échantillon de moelle osseuse ou de sang.

La FISH permet de détecter des translocations trop petites pour être visibles avec d'autres méthodes. Une translocation se produit lorsque des parties de deux chromosomes s'échangent l'une avec l'autre. Cependant, la FISH ne peut être utilisée que pour les changements connus. Elle ne peut pas détecter tous les changements éventuels décelés avec un caryotype. Par exemple, la FISH est utilisée pour détecter les réarrangements génétiques *BCL2* et *BCL6* si le LDGCB est *MYC*-positif.

Réarrangements génétiques

Dans les réarrangements génétiques, une partie d'un gène s'est détachée et attachée à un autre gène. Lorsqu'une cellule se divise plusieurs fois, le groupe entier de cellules est appelé clone cellulaire. Dans les réarrangements clonaux, on trouve des groupes anormaux.

- Les réarrangements des gènes *MYC, BCL2,* et *BCL6* sont fréquemment trouvés dans le LDGCB.
- Les lymphomes à cellules B dit « double-hit » sont des tumeurs présentant des translocations des gènes *MYC* et *BCL2*, *BCL6*, ou d'autres gènes.

MYC

Le réarrangement du gène *MYC* (proto-oncogène, facteur de transcription bHLH) ou *MYC*-R est souvent trouvé avec un réarrangement du gène *BCL2* ou *BCL6* .

BCL2

Le gène *BCL2* (lymphome à cellules B 2) se trouve sur le chromosome 18. Le transfert du gène *BCL2* sur un chromosome différent entraîne la fabrication de la protéine BCL2 en plus grande quantité, ce qui peut empêcher les cellules cancéreuses de mourir.

BCL6

Le gène *BCL6* (lymphome à cellules B 6) se trouve sur le chromosome 3. Le réarrangement du *BCL6* est l'anomalie chromosomique la plus fréquente dans le lymphome diffus à grandes cellules B (LDGCB).

Caryotype

Un caryotype est une image des chromosomes. Les cellules humaines normales contiennent 23 paires de chromosomes, soit un total de 46 chromosomes. Un caryotype montrera les morceaux de chromosomes supplémentaires, manquants, réarrangés ou anormaux. Comme un caryotype nécessite des cellules en croissance, un échantillon de moelle osseuse doit être utilisé.

Tests de mutation

Un échantillon de votre sang ou de votre moelle osseuse sera utilisé pour vérifier si les cellules cancéreuses du LDGCB présentent des mutations spécifiques. Certaines mutations peuvent être ciblées par des traitements spécifiques. Il s'agit d'un test distinct du test génétique visant à détecter les mutations que vous avez pu hériter de vos parents.

Les tests de mutation comprennent des tests sur les gènes ou leurs produits (protéines). De nouvelles mutations subtiles de résistance aux médicaments peuvent apparaître au fil du temps. Des mutations peuvent également se produire pendant le traitement. Les tests de mutation sont utilisés pour rechercher ces nouvelles mutations. Certaines mutations entraînent une résistance à certaines thérapies ciblées. Il existe de nombreuses mutations possibles.

Hybridation génomique comparative

L'hybridation génomique comparative (CGH) est une technique qui permet de comparer des échantillons d'ADN provenant de tissus normaux et de tissus tumoraux. Elle est utilisée pour détecter les chromosomes anormaux.

Séquençage à haut débit

Le séquençage à haut débit (HTS) est capable de séquencer des centaines de millions de molécules d'ADN à la fois.

Séquençage de nouvelle génération

Le séquençage de nouvelle génération (NGS) est une méthode à haut débit utilisée pour déterminer une partie de la séquence d'ADN d'une personne.

PCR

La réaction en chaîne par polymérase (PCR) est un procédé de laboratoire qui permet de faire des millions ou des milliards de copies de votre ADN (information génétique) en quelques heures seulement, mais les résultats peuvent prendre plusieurs jours. La PCR est très sensible. Elle peut trouver une cellule anormale parmi plus de 100 000 cellules normales. Ces copies, appelées produit PCR, peuvent être utilisées pour le HTS ou le NGS.

Immunophénotypage

L'immunophénotypage est un processus qui utilise des anticorps pour détecter la présence ou l'absence de certains antigènes. Les antigènes sont des protéines ou des marqueurs que l'on trouve à la surface ou à l'intérieur des globules blancs. Les groupes d'antigènes spécifiques sont normaux. Cependant, certains groupes d'antigènes spécifiques sont présents sur des cellules anormales.

L'immunophénotypage peut être réalisé par cytométrie de flux ou immunohistochimie. Il est utilisé pour identifier le sous-type spécifique du LDGCB. L'immunophénotype peut changer avec l'évolution du cancer.

Le lymphome diffus à grandes cellules B est divisé en 2 grandes catégories :

- Centrogerminatif à cellules B (GCB)
- Non-GCB

L'immunophénotypage permet d'établir le diagnostic et de distinguer l'origine GCB de celle non-GCB.

- Le GCB est CD10+ ou BCL6+ et IRF4/MUM1-.
- Le non-GCB est CD10- et IRF4/MUM1+ ou BCL6- et IRF4/MUM1-.

L'immunophénotype du LDGCB est généralement CD20+, CD45+ et CD3-. Des marqueurs supplémentaires sont utilisés pour établir le sous-type. Reportez-vous au Guide 3.

Cytométrie en flux

La cytométrie en flux est une méthode de laboratoire utilisée pour détecter, identifier et compter des cellules spécifiques. La cytométrie en flux consiste à ajouter un colorant photosensible aux cellules. Les cellules colorées passent à travers un faisceau lumineux dans une machine. La machine mesure le nombre de cellules, leur taille et leur forme. Elle examine les protéines à la surface de milliers de cellules. La cytométrie en flux peut être utilisée sur des cellules provenant du sang circulant (périphérique), de la moelle osseuse ou d'une biopsie. L'utilisation la plus courante de la cytométrie en flux est l'identification de marqueurs sur les cellules, en particulier dans le système immunitaire (appelée immunophénotypage).

Les marqueurs de surface cellulaire suivants peuvent être testés par cytométrie en flux : kappa/lambda, CD45, CD3, CD5, CD19, CD10 et CD20.

Immunohistochimie

L'immunohistochimie (IHC) est un procédé de coloration spécial qui consiste à ajouter un marqueur chimique aux cellules immunitaires. Les cellules sont ensuite étudiées à l'aide d'un microscope. L'IHC recherche l'immunophénotype des cellules d'une biopsie ou d'un échantillon de tissu.

Guide 3
Tests permettant de diagnostiquer le sous-type de LDGCB

Nécessaires	• Panel IHC : CD20, CD3, CD5, CD10, CD45, BCL2, BCL6, Ki-67, IRF4/MUM1, et MYC avec ou sans analyse des marqueurs de surface cellulaire par cytométrie en flux : kappa/lambda, CD45, CD3, CD5, CD19, CD10, et CD20 • FISH pour réarrangements des gènes *BCL2, BCL6* si *MYC*-positif
Dans certains cas	• Panel IHC : cycline D1, kappa/lambda, CD30, CD138, ALK, HHV8, et SOX11 • Hybridation in situ du virus d'Epstein-Barr (HIS-EBER)

Examens d'imagerie

Les examens d'imagerie prennent des photos de l'intérieur de votre corps. Les examens d'imagerie montrent la tumeur primaire, c'est-à-dire l'endroit où le cancer a commencé, et recherchent la présence du cancer dans d'autres parties du corps. Un radiologue, expert dans l'interprétation des examens d'imagerie, rédigera un rapport et l'enverra à votre médecin. Ce dernier discutera des résultats avec vous.

Les examens d'imagerie suivants sont présentés par ordre alphabétique et non par ordre d'importance.

Contraste

Le produit de contraste est utilisé pour améliorer les images de l'intérieur du corps. Les produits de contraste ne sont pas des colorants, mais des substances qui permettent de renforcer et d'améliorer les images de plusieurs organes et structures du corps. Ils sont utilisés pour rendre les images plus précises. Le produit de contraste n'est pas permanent et quittera le corps dans votre urine après l'examen. Les types de contraste varient et sont différents pour la TDM et l'IRM.

Indiquez à votre médecin si vous avez déjà eu des réactions allergiques à un produit de contraste par le passé. Signalez en particulier les allergies à l'iode ou aux crustacés comme les crevettes. Cette information est importante. Vous pourrez prendre des médicaments, comme le Benadryl et la prednisone, pour éviter les effets de ces allergies. Le contraste peut être évité si vous avez une allergie grave ou si vos reins ne fonctionnent pas bien.

Échographie scrotale

Le LDGCB peut se trouver dans les testicules. L'échographie scrotale utilise des ondes sonores pour obtenir des images du scrotum. Le scrotum est la poche de peau à la base du pénis qui contient les testicules.

IRM

L'imagerie par résonance magnétique (IRM) utilise des ondes radio et des aimants puissants pour prendre des photos de l'intérieur du corps. Elle n'utilise pas de rayons X. Prévenez le technicien de la présence de métaux dans votre corps.

TEP/TDM

La tomographie par émission de positrons (TEP) utilise un médicament radioactif appelé traceur. Un traceur est une substance injectée dans une veine pour voir où se trouvent les cellules cancéreuses dans le corps et si elles utilisent le sucre produit par votre corps pour se développer. Les cellules cancéreuses apparaissent comme des points lumineux sur les TEP. Cependant, toutes les tumeurs n'apparaissent pas sur la TEP. De même, tous les points lumineux ne sont pas des cancers. Il est normal que le cerveau, le cœur, les reins et la vessie soient lumineux à la TEP. Lorsqu'une TEP est combinée à une TDM, on parle de TEP/TDM. Elle peut être réalisée avec un ou deux appareils, selon le centre anticancéreux.

Tomodensitométrie

La tomodensitométrie (TDM) utilise des rayons X et la technologie informatique pour prendre des photos de l'intérieur du corps. De nombreuses radiographies de la même partie du corps sous différents angles sont capturées. Toutes les images sont combinées pour obtenir une image détaillée.

Une TDM thoraco-abdomino-pelvienne peut être l'un des examens permettant de rechercher un cancer. Dans la plupart des cas, un produit de contraste sera utilisé.

Ponction lombaire

La ponction lombaire (PL) ou rachicentèse est une procédure qui permet de prélever du liquide rachidien. Elle est également utilisée pour injecter une chimiothérapie dans le liquide rachidien. C'est ce qu'on appelle la chimiothérapie intrathécale (IT).

Au moment de l'IT, un échantillon de votre liquide rachidien sera prélevé et analysé. Le LDGCB peut se déplacer vers le liquide céphalorachidien (LCR) qui entoure la colonne vertébrale ou le cerveau. C'est ce qu'on appelle une maladie du système nerveux central (SNC). Lorsque le traitement systémique et le traitement IT sont administrés ensemble pour prévenir une maladie du SNC, on parle de prophylaxie du SNC.

> "Mon diagnostic a été soudain et inattendu. Je suis un coureur non-fumeur. Je venais de courir un semi-marathon avant le diagnostic. Mon seul symptôme était une toux persistante. Ma tumeur provoquait un refoulement de liquide dans mon cœur et mes poumons."

Ponction lombaire

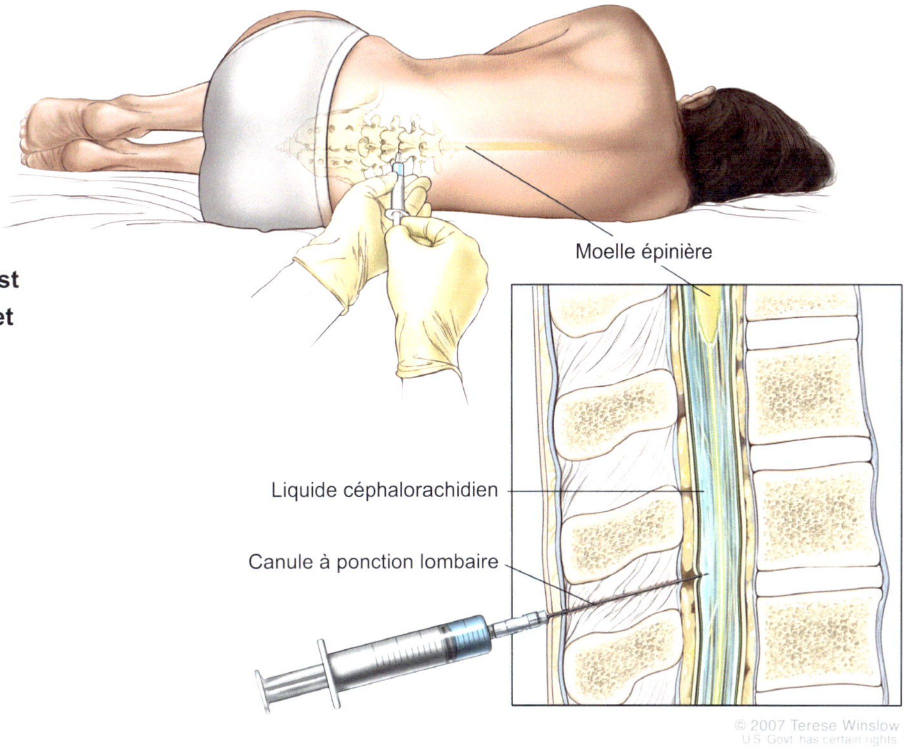

Une ponction lombaire est une procédure qui permet de prélever du liquide rachidien.

Examens cardiaques

Certains traitements peuvent affecter le fonctionnement cardiaque (du cœur). Des tests cardiaques peuvent être utilisés pour vérifier le bon fonctionnement de votre cœur. Ces tests peuvent être utilisés comme référence et avant d'administrer une chimiothérapie. Vous serez peut-être orienté(e) vers un chirurgien

Électrocardiogramme

Un électrocardiogramme (ECG) montre les changements électriques de votre cœur. Il révèle des informations sur votre fréquence et votre rythme cardiaques. L'allongement de l'intervalle QT corrigé (ou QTc) se produit lorsque le muscle cardiaque prend plus de temps que la normale pour se recharger entre les battements. Cette perturbation électrique est souvent visible sur un ECG. Certains traitements de la LMC peuvent provoquer un allongement de l'intervalle QTc. Si le QTc s'allonge trop, cela peut provoquer des rythmes cardiaques dangereux.

Échocardiogramme

Un échocardiogramme utilise des ondes sonores pour réaliser des images. Pour cet examen, de petits patchs seront placés sur votre thorax pour suivre les battements de votre cœur. Ensuite, une sonde enduite de gel à son extrémité sera glissée sur la peau de votre thorax. Une image de votre cœur qui bat sera visible sur un écran. Les images sont enregistrées pour être visionnées ultérieurement.

L'échocardiogramme est un moyen de mesurer la fraction d'éjection, c'est-à-dire la quantité de sang pompée par le côté gauche de votre cœur à chaque battement. En cas de fraction d'éjection faible, la quantité de sang pompée par le côté gauche du cœur est inférieure à la normale.

Les tests prennent du temps. Il peut s'écouler plusieurs jours ou semaines avant que tous les résultats des tests ne soient disponibles.

Scintigraphie myocardique en médecine nucléaire

Une scintigraphie myocardique nucléaire est un examen d'imagerie qui utilise des caméras spéciales et une substance radioactive appelée traceur pour créer des images de votre cœur. Le traceur est injecté dans votre sang et se déplace jusqu'à votre cœur. Ce test peut également être utilisé pour mesurer la fraction d'éjection.

Points clés

- Les analyses de sang et les examens d'imagerie permettent de vérifier les signes de maladie, le bon fonctionnement des organes et les résultats des traitements.
- Une biopsie est le prélèvement d'un échantillon de tissu ou de liquide à des fins d'analyse. C'est un élément important pour un diagnostic précis du LDGCB.
- L'immunophénotypage est utilisé pour identifier le sous-type de LDGCB.
- Un échantillon de votre biopsie sera soumis à des tests de laboratoire pour rechercher des mutations/altérations spécifiques de l'ADN (acide désoxyribonucléique), des niveaux de protéines ou d'autres caractéristiques moléculaires. Ces informations sont utilisées pour en savoir plus sur votre sous-type de LDGCB et pour choisir le meilleur traitement pour vous.
- L'analyse des biomarqueurs comprend des analyses des gènes ou de leurs produits (protéines). Elle identifie la présence ou l'absence de mutations et de certaines protéines qui pourraient suggérer un traitement.
- Les réarrangements des gènes *MYC*, *BCL2*, et *BCL6* sont fréquemment trouvés dans le LDGCB.
- Des examens d'imagerie sont utilisés pour rechercher les sites d'infection, les saignements et les leucémies qui pourraient s'être propagées en dehors de la circulation sanguine.
- Une ponction lombaire peut être effectuée pour rechercher un LDGCB dans le liquide céphalorachidien.
- Certains traitements peuvent affecter la fonction cardiaque. Des tests cardiaques peuvent être utilisés pour vérifier le bon fonctionnement de votre cœur.
- Les portails patients en ligne sont un excellent moyen d'accéder aux résultats de vos examens.

3
Vue d'ensemble des traitements

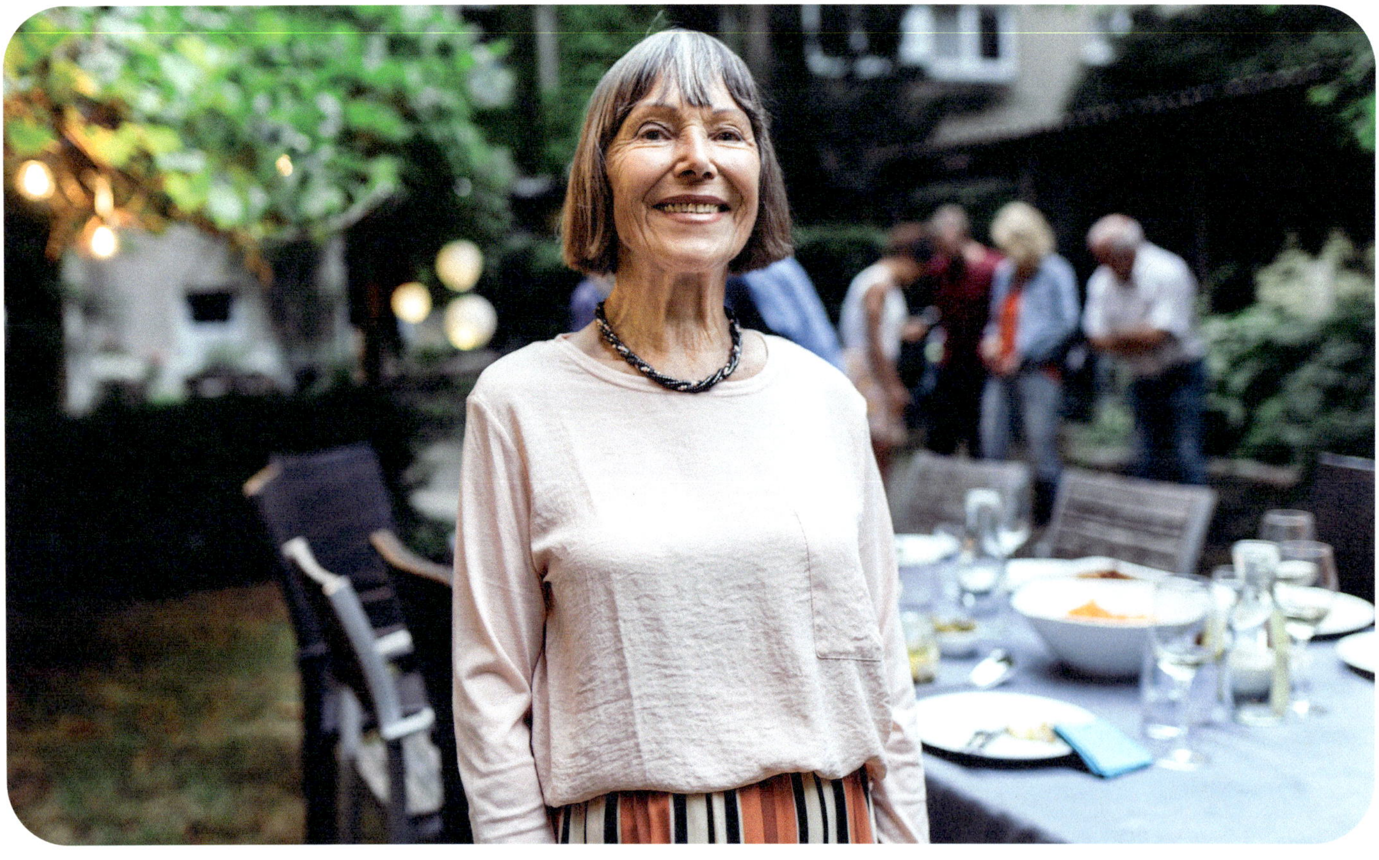

Il existe plus d'un traitement pour le LDG-CB. Ce chapitre présente une vue d'ensemble des types de traitement possibles et de ce à quoi vous devez vous attendre. Le traitement approprié varie selon les patients. Les options de traitement sont basées sur de nombreux facteurs. Ensemble, vous et votre équipe soignante choisirez un plan de traitement qui vous convient.

Le LDGCB peut être traité. Le traitement du LDGCB est généralement une combinaison de chimiothérapie et d'immunothérapie appelée chimio-immunothérapie. Une radiothérapie peut être ajoutée. La chirurgie ne fait pas partie du traitement habituel du LDGCB. Si une chirurgie est nécessaire, trouvez un chirurgien expérimenté dans le traitement du LDGCB.

Il est important de discuter régulièrement avec votre équipe soignante de vos objectifs de traitement et de votre plan de traitement.

L'équipe de traitement

Le traitement du LDGCB nécessite une approche en équipe. Les décisions de traitement doivent impliquer une équipe pluridisciplinaire (EP). Une EP est une équipe de médecins, d'agents de santé et de professionnels de l'assistance sociale issus de différents milieux professionnels, qui ont des connaissances (expertise) et une expérience de votre type de cancer. Cette équipe collabore pour la planification et la mise en œuvre de votre traitement. Demandez qui coordonnera vos soins.

Certains membres de votre équipe soignante vous accompagneront tout au long du traitement du cancer, tandis que d'autres ne seront présents que pour une partie du traitement. Apprenez à connaître votre équipe soignante et aidez-la à vous connaître.

En fonction de votre diagnostic, votre équipe peut comprendre les personnes suivantes :

- **Un hématologue** est un spécialiste des maladies du sang et des cancers du sang.
- **Un pathologiste ou hémopathologiste** analyse les cellules et les tissus prélevés lors des biopsies, établit le diagnostic du cancer, la stadification et fournit des informations sur les analyses des biomarqueurs.
- **Un spécialiste en radiologie diagnostique** interprète les résultats des radiographies et autres tests d'imagerie.
- **Un radiologue interventionnel** réalise des biopsies à l'aiguille et place les champs d'irradiation.
- **Un oncologue médical** traite le cancer chez les adultes en utilisant un traitement systémique.
- **Un radio-oncologue** prescrit et planifie la radiothérapie pour traiter le cancer.
- **Un anesthésiste** administre le produit anesthésiant, un médicament pour que vous ne ressentiez pas la douleur pendant une chirurgie ou une intervention.
- **Les internes** sont des médecins qui poursuivent leur formation, certains pour devenir des spécialistes dans un certain domaine de la médecine.
- **Les infirmiers praticiens et les assistants médicaux** sont des prestataires de soins de santé qui travaillent aux côtés des médecins et des autres membres de l'équipe médicale. Certaines de vos visites en clinique peuvent être effectuées par un infirmier praticien ou un assistant médical.
- **Les infirmiers en oncologie** assurent les interventions pratiques, comme

l'administration d'un traitement systémique, la gestion de vos soins, les réponses à vos questions et le soutien pour faire face aux effets indésirables. Au Québec, ces experts sont appelés infirmiers pivots.

- **Les pharmaciens en oncologie** fournissent les médicaments utilisés pour traiter le cancer et pour gérer les symptômes et les effets indésirables.
- **Les infirmiers en soins palliatifs, les prestataires de pratique avancée et les médecins** vous apportent un soutien supplémentaire pour faire face aux symptômes liés au cancer.
- **Les nutritionnistes et les diététiciens** peuvent fournir des conseils sur les aliments les plus adaptés à votre pathologie.
- **Un ergothérapeute** aide les patients à effectuer les tâches de la vie quotidienne.
- **Un kinésithérapeute** aide les patients à se déplacer avec plus de confort et de facilité.
- **Un thérapeute certifié pour le traitement des lymphœdèmes** pratique un type de massage appelé drainage lymphatique manuel.
- **Les psychologues et les psychiatres** sont des experts en santé mentale qui peuvent vous aider à gérer des problèmes tels que la dépression, l'anxiété ou d'autres troubles de santé mentale affectant votre humeur.
- **Les travailleurs sociaux** aident les gens à faire face et à résoudre les problèmes de leur vie quotidienne. Les travailleurs sociaux cliniques diagnostiquent et traitent également les troubles mentaux, comportementaux et émotionnels. L'anxiété ressentie lors du diagnostic du cancer peut être prise en charge par un travailleur social dans certains centres anticancéreux. Ce dernier, ou d'autres intervenants spécifiques, peuvent vous aider à gérer la complexité des contraintes financières et d'assurance.
- **L'équipe de recherche** aide à recueillir les données de recherche et à coordonner les soins si vous participez à un essai clinique.

Apprenez à connaître votre équipe soignante et aidez-la à vous connaître.

Votre bien-être physique, mental et émotionnel est important. Vous vous connaissez mieux que quiconque. Aidez les autres membres de l'équipe à comprendre :

- Ce que vous ressentez
- Ce dont vous avez besoin
- Ce qui fonctionne et ce qui ne fonctionne pas.

Conservez une liste des noms et des coordonnées de chaque membre de votre équipe. Il sera ainsi plus facile pour vous et pour toute personne impliquée dans votre prise en charge de savoir qui contacter en cas de questions ou de préoccupations.

Les phases du traitement

Voici quelques termes que votre équipe soignante pourrait utiliser.

Induction

Le traitement d'induction ou de première intention est la première phase du traitement. L'objectif de l'induction est la réponse complète (RC) ou la rémission. Ce traitement initial est parfois appelé traitement d'induction de la rémission. Après l'induction, vous réaliserez des tests pour rechercher une réponse (rémission).

Consolidation

Pour les personnes en rémission, un traitement de consolidation peut avoir lieu après l'induction. Il est utilisé pour tuer les cellules cancéreuses qui pourraient rester dans l'organisme après l'induction. Ce traitement vise à empêcher le cancer de réapparaître. Parfois, ce traitement est appelé post-rémission, qui peut être une combinaison de consolidation et de traitement d'entretien.

Entretien

Le traitement d'entretien peut constituer la troisième phase du traitement. Il s'agit d'un traitement visant à empêcher le cancer de réapparaître. Il peut être administré pendant une longue période et s'étaler sur plusieurs années. Le traitement d'entretien est également appelé traitement post-consolidation car il s'agit d'un traitement après la consolidation. Le traitement d'entretien n'est pas systématique. Il peut être recommandé en fonction de votre type de maladie, de la consolidation et du risque de rechute.

Rémission

Il existe différents types de réponses au traitement. Lorsqu'il n'y a plus aucun signe de cancer, on parle de réponse complète (RC) ou de rémission complète. La rémission peut être de courte durée (temporaire) ou de longue durée (permanente). Dans le cas d'une réponse partielle, le cancer est toujours présent, mais sa taille a diminué.

Rechute

Lorsque le LDGCB réapparaît après une période de rémission, on parle de rechute. L'objectif du traitement est d'obtenir à nouveau une rémission. Une rechute est très grave. Il est important de vous renseigner sur votre pronostic.

Réfractaire

Lorsque le LDGCB n'a pas disparu et ne répond pas au traitement, on parle de cancer réfractaire ou résistant. Le cancer peut être résistant au début du traitement ou le devenir au cours du traitement. La maladie réfractaire est très grave. Il est important de vous renseigner sur votre pronostic.

Surveillance

Vous serez surveillé(e) tout au long du traitement. La surveillance permet d'observer tout changement de votre état après une rémission ou une greffe de cellules souches. Vous passerez des tests pendant la surveillance pour vérifier l'absence de rechute.

Prévention de la grossesse pendant le traitement

Si vous tombez enceinte pendant la chimiothérapie, la radiothérapie ou d'autres types de traitement systémique, de graves malformations congénitales peuvent survenir. Parlez à votre équipe soignante de la prévention de la grossesse pendant le traitement du cancer. Les personnes qui souhaitent être enceintes à l'avenir devraient être orientées vers un spécialiste de la fertilité pour discuter des options avant de commencer la chimiothérapie et/ou la radiothérapie.

Vous ne devez pas tomber enceinte pendant un traitement systémique ou une radiothérapie.

Traitement systémique

Le traitement systémique est un traitement médicamenteux qui agit dans tout le corps. Les types de traitement systémique comprennent la chimiothérapie, la thérapie ciblée et l'immunothérapie. Le traitement systémique peut être utilisé seul ou avec d'autres traitements. Les objectifs du traitement systémique doivent être abordés avant de commencer le traitement. Vos préférences en matière de traitement sont importantes. Si vous avez des convictions religieuses ou personnelles concernant certains types de traitement, c'est le moment de les partager avec votre équipe soignante.

Attention !

Certains compléments alimentaires à base de plantes doivent être arrêtés ou évités lors d'un traitement systémique. En effet, ils peuvent affecter la capacité d'action d'un médicament. Ce phénomène s'appelle une interaction médicamenteuse. Il est essentiel de signaler à votre équipe soignante tous les compléments que vous prenez.

En voici quelques exemples :

- Curcuma
- Gingko biloba
- Extrait de thé vert
- Millepertuis

Certains médicaments peuvent également affecter la capacité d'action du traitement. Les antiacides, les médicaments pour le cœur et les antidépresseurs ne sont que quelques exemples des médicaments qui peuvent interagir avec un traitement systémique. C'est pourquoi il est important d'informer votre médecin de tous les médicaments, vitamines, médicaments en vente libre, plantes médicinales ou compléments alimentaires que vous prenez. **Apportez une liste avec vous à chaque visite.**

Chimiothérapie

La chimiothérapie tue les cellules à croissance rapide dans tout le corps, y compris les cellules cancéreuses et certaines cellules normales. Plusieurs chimiothérapies peuvent être nécessaires pour traiter le LDGCB. Lorsqu'un seul médicament est utilisé, on parle d'agent unique. Un schéma thérapeutique d'association ou multi-agent consiste à utiliser deux ou plusieurs médicaments de chimiothérapie.

Certains médicaments de chimiothérapie sont des liquides perfusés dans une veine ou injectés sous la peau à l'aide d'une aiguille. D'autres médicaments de chimiothérapie peuvent être administrés sous forme de pilules à avaler. La dose finale diffère d'une personne à l'autre car elle est établie fonction du poids du patient. La chimiothérapie intrathécale est injectée dans le liquide céphalorachidien.

Dans la plupart des cas, la chimiothérapie est administrée par cycles de jours de traitement suivis de jours de repos. Cela permet à l'organisme de récupérer avant le cycle suivant. La durée des cycles varie en fonction de la chimiothérapie utilisée. Vous effectuerez des tests pour vérifier l'efficacité du traitement. Il se peut que vous passiez du temps à l'hôpital pendant le traitement.

Voici un exemple d'association de médicaments de chimiothérapie (schéma thérapeutique) :

- EPOCH est l'association de l'étoposide (Etopophos), la prednisone, la vincristine, le cyclophosphamide et la doxorubicine.

Chimio-immunothérapie

La chimio-immunothérapie, également appelée immunochimiothérapie, comprend des médicaments de chimiothérapie et d'immunothérapie pour traiter le cancer.

En voici quelques exemples :

- RCHOP : rituximab (Rituxan), cyclophosphamide, doxorubicine, vincristine et prednisone.
- RCDOP : rituximab, cyclophosphamide, doxorubicine liposomale (Doxil), vincristine et prednisone.
- RCEOP : rituximab, cyclophosphamide, étoposide, vincristine et prednisone.
- RCEPP : rituximab, cyclophosphamide, étoposide, prednisone et procarbazine (Matulane).
- RGCVP : rituximab, gemcitabine (Gemzar ou Infugem), cyclophosphamide, vincristine et prednisone.

> "Pendant la chimio, j'ai veillé à manger même si je n'avais pas faim, et à boire beaucoup d'eau."

Immunothérapie

L'immunothérapie est un traitement médicamenteux qui augmente l'activité de votre système immunitaire. Ce faisant, elle améliore la capacité de votre organisme à trouver et à détruire les cellules cancéreuses. L'immunothérapie peut être administrée seule ou avec d'autres types de traitement.

Traitement par cellules CAR-T ciblant CD19

L'immunothérapie par cellules T autologues génétiquement modifiées dirigées contre CD19 (traitement par cellules CAR-T ciblant CD19) ou traitement par cellules CAR-T anti-CD19 est fabriquée à partir de vos propres cellules T. Les cellules T seront prélevées dans votre organisme et, en laboratoire, un CAR (récepteur antigénique chimérique) leur sera ajouté. Cela permet de programmer les cellules T pour qu'elles trouvent les cellules cancéreuses. Les cellules T programmées seront réinjectées dans votre organisme pour trouver et tuer les cellules cancéreuses. Ce traitement ne convient pas à tout le monde. Il peut entraîner des réactions graves, voire engager le pronostic vital.

Le traitement par cellules CAR-T n'est utilisé qu'en troisième intention et au-delà.

- Axicabtagène ciloleucel (Yescarta)
- Lisocabtagène maraleucel (Breyanzi)
- Tisagenlecleucel (Kymriah)

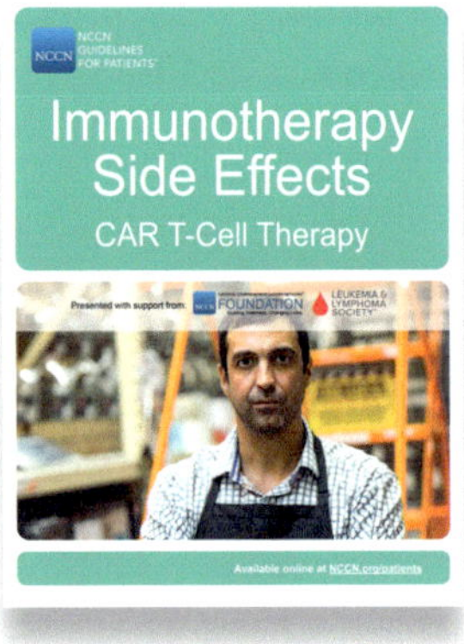

Vous trouverez de plus amples informations sur le traitement par cellules CAR-T dans les *NCCN Guidelines for Patients : Effets indésirables de l'immunothérapie*, disponibles à l'adresse NCCN.org/patientguidelines.

Traitement par anticorps monoclonaux

Le traitement par anticorps utilise des anticorps pour aider l'organisme à combattre le cancer, les infections ou d'autres maladies. Les anticorps sont des protéines fabriquées par le système immunitaire qui se lient à des marqueurs spécifiques sur les cellules ou les tissus.
Les anticorps monoclonaux (AcM) utilisés dans le traitement du cancer peuvent tuer directement les cellules cancéreuses, ils peuvent bloquer le développement des vaisseaux sanguins de la tumeur ou aider le système immunitaire à tuer les cellules cancéreuses. Comme pour les autres traitements, il existe un risque de complications.

- Le rituximab (Rituxan) agit contre la protéine CD20 que l'on trouve à la surface des lymphocytes B. Lorsqu'il se lie à cette protéine, il déclenche la mort cellulaire. Un biosimilaire ou un substitut peut être utilisé à la place du rituximab. Un biosimilaire est un médicament presque identique fabriqué par une autre société. Il doit être utilisé exactement de la même manière et à la même dose que le rituximab. Riabni, Rituxan Hycela, Ruxience et Truxima sont des exemples de biosimilaires.
- D'autres exemples de traitements à base d'AcM comprennent : brentuximab vedotin (Adcetris), nivolumab (Opdivo), pembrolizumab (Keytruda), polatuzumab vedotin-piiq (Polivy) et tafasitamab-cxix (Monjuvi).

Traitements ciblés

Un traitement ciblé est un traitement médicamenteux qui se concentre sur des caractéristiques spécifiques ou uniques des cellules cancéreuses.

Les traitements ciblés cherchent à savoir comment les cellules cancéreuses se développent, se divisent et se déplacent dans l'organisme. Ces médicaments arrêtent l'action des molécules qui aident les cellules cancéreuses à se développer et/ou à survivre. L'ibrutinib (Imbruvica) en est un exemple.

Radiothérapie

La radiothérapie (RT) utilise des rayonnements à haute énergie provenant de photons, d'électrons ou de protons, ainsi que d'autres sources, pour tuer les cellules cancéreuses et réduire les tumeurs. Elle est administrée pendant une certaine période. La radiothérapie peut être administrée seule ou avec certains traitements systémiques. Lorsqu'elle est utilisée comme soin de soutien pour aider à soulager la douleur ou l'inconfort causés par le cancer, elle est appelée RT palliative.

- La RT pour prévenir le cancer du système nerveux central ou des testicules est appelée prophylaxie ou RT prophylactique.
- Les personnes atteintes d'un cancer du système nerveux central au moment du diagnostic peuvent recevoir des radiations dans la région du cerveau.
- Les patients présentant une atteinte testiculaire au moment du diagnostic qui persiste après le traitement d'induction peuvent recevoir des radiations sur les testicules. RT

Une TDM en quatre dimensions (4D) peut être utilisée pour planifier la RT. Une TDM 4D enregistre plusieurs images dans le temps. Elle permet de lire l'image sous forme de vidéo, de sorte que les mouvements internes peuvent être suivis et observés.

RT externe

La radiothérapie externe (RTE) utilise une machine située à l'extérieur du corps pour diriger les rayons vers les tumeurs ou les zones du corps.

Les types de RT externe courants qui peuvent être utilisés pour traiter votre cancer sont les suivants :

- La **radiothérapie conformationnelle tridimensionnelle (RTC-3D)** utilise un logiciel informatique et des images de tomodensitométrie pour diriger des faisceaux qui correspondent à la forme de la tumeur.
- La **radiothérapie avec modulation d'intensité (RCMI)** utilise de petits faisceaux de différentes intensités pour s'adapter à la forme de la tumeur.
- La **radiothérapie du site impliqué (ISRT)** traite le cancer qui se trouve dans ou près des ganglions lymphatiques (maladie ganglionnaire).

Irradiation crânienne

Dans le cas de l'irradiation crânienne, les zones du cerveau ciblées par la radiothérapie du LDGCB sont différentes des zones ciblées pour les métastases cérébrales des tumeurs solides. L'irradiation crânienne peut être administrée pour empêcher le LDGCB de se propager au cerveau. C'est ce qu'on appelle la prophylaxie.

Irradiation corporelle totale

L'irradiation corporelle totale (ICT) est une irradiation du corps entier administrée avant la greffe de moelle osseuse.

Whole brain irradiation

Whole brain irradiation is radiation of the whole brain and is a type treatment for lymphoma involving the central nervous system.

Greffe de cellules souches

Une greffe de cellules souches (GCS) remplace les cellules souches de la moelle osseuse. Les termes greffe de cellules hématopoïétiques (GCH) ou greffe de moelle osseuse (GMO) sont également utilisés. Dans cet ouvrage, nous l'appellerons GCS.

Il existe 2 types de GCS :

- **Autologue** : les cellules souches proviennent de vous
- **Allogénique** : les cellules souches proviennent d'un donneur avec lequel vous n'avez pas forcément de lien de parenté

Greffe autologue

Une greffe autologue (autogreffe) est également appelée HDT/ASCR (traitement à haute dose suivi d'un sauvetage par cellules souches autologues) ou autoGCS. Dans un premier temps, vos cellules souches saines seront retirées. Ensuite, vous recevrez un traitement pour tuer les cellules de votre moelle osseuse. Vos cellules souches saines seront restituées pour « sauver » votre moelle.

Greffe allogénique

Une greffe allogénique (allogreffe) utilise des cellules souches saines provenant d'un donneur. Le donneur peut avoir ou non un lien de parenté avec vous. Une GCS allogénique (alloGCS) est parfois utilisée pour traiter une rechute.

Avant une GCS, un traitement est nécessaire pour détruire les cellules de la moelle osseuse. C'est ce qu'on appelle le conditionnement, qui permet de faire de la place aux cellules souches saines du donneur. Il affaiblit également le système immunitaire afin que votre organisme ne tue pas les cellules greffées. La chimiothérapie est utilisée pour le conditionnement. Une radiothérapie peut également être administrée dans le cadre du traitement de conditionnement.

Après le conditionnement, vous recevrez les cellules souches saines par le biais d'une transfusion. Une transfusion est une injection lente de produits sanguins dans une veine. Cela peut prendre plusieurs heures. Les cellules souches transplantées vont se déplacer jusqu'à votre moelle osseuse et s'y développer. De nouvelles cellules sanguines saines vont se former. C'est ce qu'on appelle la prise de greffe. Cela prend généralement de 2 à 4 semaines. Dans ce laps de temps, vous n'aurez pas ou peu de défenses immunitaires. Vous devrez peut-être rester dans une chambre très propre à l'hôpital ou recevoir des antibiotiques pour prévenir ou traiter les infections. Des transfusions sont également possibles. Une transfusion de globules rouges est utilisée pour prévenir les saignements et traiter l'anémie (nombre de globules rouges inférieur à la normale). Une transfusion de plaquettes est utilisée pour traiter une faible numération plaquettaire ou un saignement. En attendant la prise de greffe cellulaire, vous vous sentirez probablement fatigué(e) et faible.

Potentiels effets indésirables

Chaque traitement a des effets indésirables. Vous serez surveillé(e) pour détecter les infections, les rechutes et la réaction du greffon contre l'hôte (GVHD). En cas de GVHD, les cellules du donneur attaquent vos tissus normaux et sains. Il existe des traitements contre la GVHD. Demandez à votre médecin quels sont les effets indésirables ou les complications possibles de la GCS et leurs impacts sur votre qualité de vie.

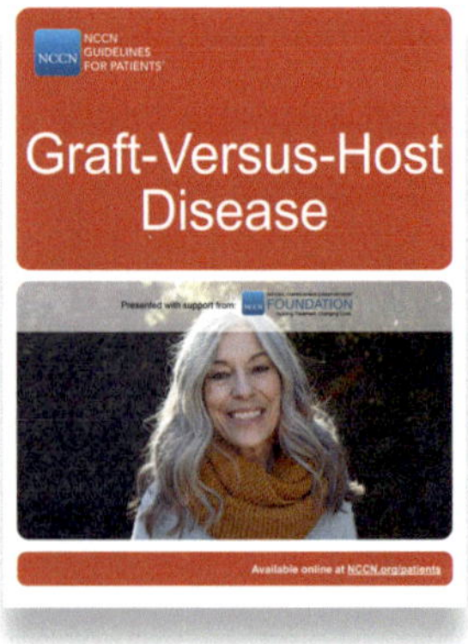

Vous trouverez de plus amples informations sur la GVHD dans les *NCCN Guidelines for Patients : Réaction du greffon contre l'hôte*, disponibles à l'adresse NCCN.org/patientguidelines.

Chirurgie

La chirurgie est une opération ou une procédure visant à retirer le cancer du corps. La chirurgie ne fait pas partie du traitement habituel du LDGCB. Si une chirurgie est nécessaire, demandez l'avis d'un chirurgien expérimenté. Le chirurgien doit être un expert dans la réalisation de votre type de chirurgie chez les personnes atteintes d'un LDGCB. Les hôpitaux qui pratiquent de nombreuses interventions chirurgicales obtiennent souvent de meilleurs résultats. Vous pouvez demander à être orienté(e) vers un hôpital ou un centre anticancéreux qui a de l'expérience dans le traitement de votre type de cancer.

Essais cliniques

Un essai clinique est un type d'étude de recherche médicale. Après avoir été développées et testées en laboratoire, les nouvelles méthodes potentielles de lutte contre le cancer doivent être étudiées sur des patients. S'il s'avère sûr et efficace lors d'un essai clinique, un médicament, un dispositif ou une approche thérapeutique peut être approuvé par le secrétariat des États-Unis aux produits alimentaires et pharmaceutiques, la Food and Drug Administration (FDA).

Toute personne atteinte d'un cancer doit examiner attentivement toutes les options de traitement disponibles pour son type de cancer, y compris les traitements standard et les essais cliniques. Demandez à votre médecin si un essai clinique peut être utile dans votre cas.

Phases

La plupart des essais cliniques sur le cancer sont axés sur le traitement. Les essais de traitement se déroulent en plusieurs phases.

- Les **essais de phase I** étudient la dose, l'innocuité et les effets indésirables d'un médicament expérimental ou d'une approche thérapeutique. Ils recherchent également les premiers signes indiquant que le médicament ou l'approche est utile.

Trouver un essai clinique

Aux États-Unis

Centres de lutte contre le cancer du NCCN
NCCN.org/cancercenters

The National Cancer Institute (NCI)
cancer.gov/about-cancer/treatment/clinical-trials/search

Hors États-Unis

The U.S. National Library of Medicine (NLM)
clinicaltrials.gov

Besoin d'aide pour trouver un essai clinique ?
Service d'information sur le cancer (CIS) du NCI
+1.800.4.CANCER (+1.800.422.6237)
cancer.gov/contact

- Les **essais de phase II** étudient l'efficacité du médicament ou de l'approche contre un type spécifique de cancer.
- Les **essais de phase III** testent le médicament ou l'approche par rapport à un traitement standard. Si les résultats sont bons, il peut être approuvé par la FDA.
- Les **essais de phase IV** étudient l'innocuité et les bénéfices à long terme d'un traitement approuvé par la FDA.

Qui peut participer ?

Chaque essai clinique comporte des règles d'admission, appelées critères d'éligibilité. Ces règles peuvent porter sur l'âge, le type et le stade du cancer, les antécédents de traitement ou l'état de santé général. Ces exigences permettent de s'assurer que les participants sont semblables sur certains points et que l'essai est aussi sûr que possible pour les participants.

Consentement éclairé

Les essais cliniques sont gérés par un groupe d'experts appelé équipe de recherche. L'équipe de recherche examine avec vous les détails de l'étude, y compris son objectif et les risques et avantages de votre participation. Toutes ces informations sont également fournies dans un formulaire de consentement éclairé. Lisez attentivement le formulaire et posez des questions avant de le signer. Prenez le temps d'en discuter avec votre famille, vos amis ou d'autres personnes de confiance. N'oubliez pas que vous pouvez quitter l'essai clinique et chercher un traitement en dehors de celui-ci à tout moment.

Lancez le sujet

N'attendez pas que votre médecin vous parle des essais cliniques. Lancez le sujet et renseignez-vous sur toutes les options de traitement. Si vous trouvez une étude à laquelle vous pourriez être éligible, demandez à votre équipe de traitement si vous remplissez les conditions requises. Si vous avez déjà commencé un traitement standard, il se peut que vous ne soyez pas éligible à certains essais cliniques. Essayez de ne pas vous décourager si vous ne pouvez pas y participer. De nouveaux essais cliniques sont disponibles régulièrement.

Questions fréquemment posées

Les essais cliniques font l'objet de nombreux mythes et idées reçues. De nombreuses personnes atteintes de cancer ne comprennent pas bien les avantages et les risques.

Vais-je recevoir un placebo ?

Les placebos (versions inactives de vrais médicaments) ne sont presque jamais utilisés seuls dans les essais cliniques sur le cancer. Il est courant de recevoir soit un placebo avec un traitement standard, soit un nouveau médicament avec un traitement standard. Si un placebo fait partie d'un essai clinique, vous en serez informé(e), verbalement et par écrit, avant votre participation.

Les essais cliniques sont-ils gratuits ?

La participation à un essai clinique est gratuite. Le promoteur de l'étude paie les coûts liés à la recherche, y compris le médicament à l'étude. Vous pouvez cependant avoir des coûts indirectement liés à l'essai, comme le coût du transport ou de la garde des enfants en raison de rendez-vous supplémentaires. Pendant l'essai, vous continuerez à recevoir les soins anticancéreux habituels. Ces soins sont facturés et souvent couverts par l'assurance maladie. Vous êtes responsable du ticket modérateur et de tous les coûts de ces soins qui ne sont pas couverts par votre assurance.

Soins de soutien

Les soins de soutien sont des soins de santé dispensés à tous les stades du cancer. Ils visent à prévenir, réduire ou soulager votre souffrance, et améliorer votre qualité de vie. Les soins de soutien peuvent inclure le soulagement de la douleur (soins palliatifs), un soutien émotionnel ou spirituel, une aide financière ou des thérapies familiales. Dites à votre équipe soignante comment vous vous sentez et quels sont les effets indésirables éventuels afin qu'ils puissent être pris en charge. Les termes « meilleurs soins de soutien », « soins de soutien » et « soins palliatifs » sont souvent utilisés de manière interchangeable.

Il est très important de prendre soin de vous en mangeant bien, en buvant beaucoup, en faisant de l'exercice et en faisant des choses qui vous donnent de l'énergie. Vous aurez besoin de force pour supporter le traitement.

Certains effets indésirables potentiels et certaines procédures sont décrits ci-après. Ils ne sont pas classés par ordre d'importance. Certains effets indésirables sont très rares.

Anémie, neutropénie et thrombocytopénie

Certains traitements anticancéreux peuvent provoquer une diminution du nombre de cellules sanguines.

- **L'anémie** un état dans lequel votre organisme ne fabrique pas assez de cellules sanguines saines, ce qui entraîne une diminution du transport de l'oxygène vers vos cellules.
- **La neutropénie** est une diminution des neutrophiles, le type de globules blancs le plus courant. Cela vous expose à un risque d'infection.
- **La thrombocytopénie** est un état dans lequel les plaquettes sont en nombre insuffisant dans le sang.

Pour plus d'informations sur l'anémie, la neutropénie et la thrombocytopénie, consultez les *NCCN Guidelines for Patients : Anémie et neutropénie*, disponibles à l'adresse NCCN.org/patientguidelines.

Détresse psychologique

La dépression, l'anxiété et les problèmes de sommeil sont courants chez les personnes atteintes de cancer. N'hésitez pas à parler de ce que vous ressentez à votre médecin et aux personnes avec lesquelles vous êtes à l'aise. Il existe des services, des personnes et des médicaments qui peuvent vous aider. Des services de soutien et de conseil sont disponibles.

Pour plus d'informations, consultez les *NCCN Guidelines for Patients : Détresse psychologique et soins contre le cancer*, disponibles à l'adresse NCCN.org/patientguidelines.

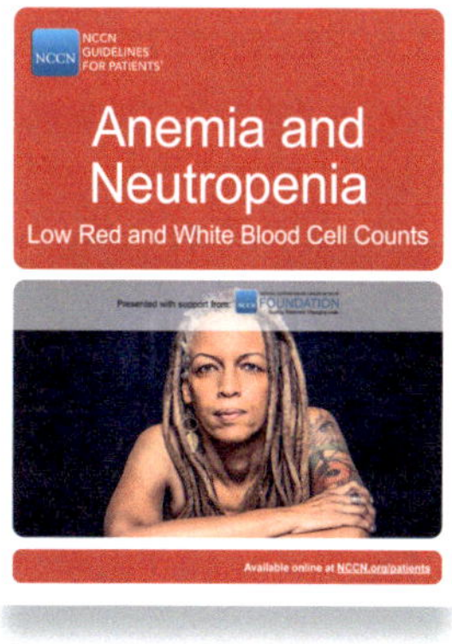

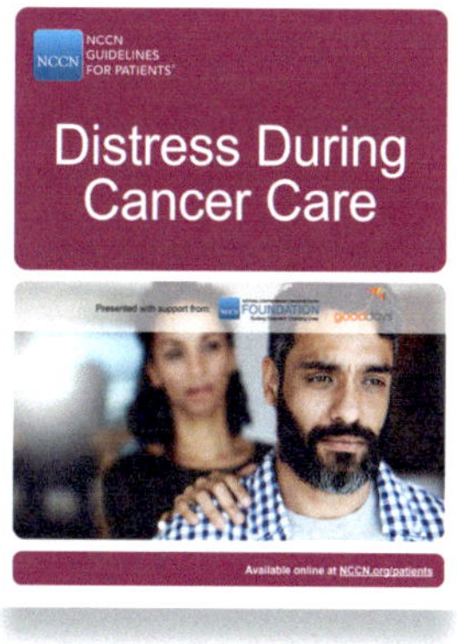

Fatigue

La fatigue se manifeste par une incapacité à fonctionner en raison d'un manque d'énergie. Elle peut être causée par le cancer ou être un effet secondaire du traitement. Faites savoir à votre équipe soignante comment vous vous sentez et si la fatigue vous empêche de faire ce que vous aimez. Une alimentation équilibrée, une activité physique, le yoga et la massothérapie peuvent vous aider. Vous pouvez également être orienté(e) vers un nutritionniste ou un diététicien pour vous aider à combattre la fatigue

Perte de cheveux

La chimiothérapie peut entraîner la perte de poils (alopécie) sur tout le corps, pas seulement sur le cuir chevelu. Certains médicaments de chimiothérapie sont plus susceptibles que d'autres de provoquer une alopécie. La posologie peut également influer sur l'importance de la chute des poils. La plupart du temps, l'alopécie due à la chimiothérapie est temporaire. Les poils et les cheveux repoussent souvent 3 à 6 mois après la fin du traitement. Vos cheveux et vos poils peuvent avoir une teinte ou une texture différente.

Refroidissement du cuir chevelu

Le refroidissement du cuir chevelu (ou hypothermie du cuir chevelu) peut contribuer à atténuer la chute des cheveux chez les personnes recevant certains types de chimiothérapie. Certaines personnes trouvent le refroidissement du cuir chevelu inconfortable et ont des maux de tête comme effet indésirable lié au froid. Il se peut que vous subissiez une perte de cheveux même avec un traitement par refroidissement du cuir chevelu.

Hypersensibilité, allergie et anaphylaxie

Certains traitements peuvent provoquer une réaction indésirable. L'hypersensibilité est une réponse exagérée du système immunitaire à un médicament ou à une autre substance. Cela peut se traduire par de l'urticaire, des marques sur la peau et des difficultés à respirer. Une allergie est une réaction immunitaire à une substance qui est normalement inoffensive ou qui ne provoquerait pas de réaction immunitaire chez la plupart des gens. Une réponse allergique peut provoquer des symptômes désagréables tels que des démangeaisons ou une inflammation (gonflement). L'anaphylaxie ou le choc anaphylactique est une réaction allergique grave qui peut engager le pronostic vital.

Infections

Les infections surviennent plus fréquemment et sont plus graves chez les personnes dont le système immunitaire est affaibli. Le traitement médicamenteux du LDGCB peut affaiblir les défenses naturelles de l'organisme contre les infections. Si elles ne sont pas traitées à temps, les infections peuvent être fatales. Les infections peuvent être causées par des virus, des champignons ou des bactéries. Les antibiotiques peuvent traiter les infections bactériennes. Les médicaments antifongiques peuvent traiter les infections fongiques. L'administration de médicaments antiviraux peut prévenir les infections virales.

Lymphœdème

Le lymphœdème est une affection dans laquelle un surplus de lymphe s'accumule dans les tissus et provoque un gonflement. Il peut être provoqué lorsqu'une partie du système lymphatique est endommagée ou bloquée, par exemple lors d'une intervention chirurgicale visant à retirer des ganglions lymphatiques, ou lors d'une radiothérapie. Les cancers qui bloquent les vaisseaux lymphatiques peuvent également engendrer un lymphœdème. Le gonflement se développe généralement lentement avec le temps. Il peut apparaitre pendant le traitement ou commencer des années après le traitement. Si vous souffrez d'un lymphœdème, vous pouvez être orienté(e) vers un spécialiste. Le gonflement peut être réduit par l'exercice, les massages, les bandages compressifs et d'autres moyens. Demandez à votre équipe soignante quelles sont les méthodes de traitement du lymphœdème.

Nausées et vomissements

Les nausées et les vomissements sont des effets indésirables courants du traitement. Vous recevrez des médicaments pour prévenir et traiter les nausées et les vomissements.

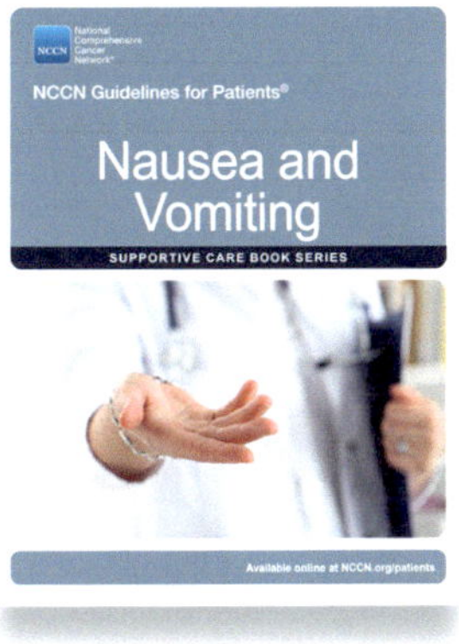

Pour plus d'informations, consultez les *NCCN Guidelines for Patients : Nausée et vomissements*, disponibles à l'adresse NCCN.org/patientguidelines.

Effets neurocognitifs

Certains traitements peuvent endommager le système nerveux (neurotoxicité) et entrainer des problèmes de concentration et de mémoire. Les survivants sont à risque de neurotoxicité et des tests neuropsychologiques peuvent être recommandés. La neuropsychologie examine comment la santé de votre cerveau affecte votre réflexion et votre comportement. Les tests neuropsychologiques servent à identifier vos limites et permettent aux médecins d'établir un plan pour les surmonter.

Neuropathie

La neuropathie est un problème nerveux qui provoque des douleurs, des engourdissements, des picotements, des gonflements ou une faiblesse musculaire dans différentes parties du corps. Elle commence généralement dans les mains ou les pieds et s'aggrave avec le temps. La neuropathie peut être causée par le cancer ou un traitement anticancéreux tel que la chimiothérapie.

Douleur

Informez votre équipe soignante de toute douleur ou gène. Vous pourriez rencontrer un spécialiste des soins palliatifs ou de la douleur pour gérer cette douleur.

Tenez un journal des douleurs

Un journal des douleurs est un document écrit qui vous aide à garder une trace de vos douleurs, de leur intensité, de leurs causes et de ce qui les atténue ou les aggrave. Utilisez un journal des douleurs pour discuter de vos douleurs avec votre équipe soignante. Il se peut que vous soyez orienté(e) vers un spécialiste de la gestion de la douleur.

Inscrivez dans votre journal des douleurs :

- L'heure de prise et la dose de tous les médicaments
- Le moment où la douleur apparait et disparait ou s'atténue
- L'endroit où vous avec mal
- Décrivez votre douleur. S'agit-il d'une douleur lancinante, aiguë, de picotements, d'élancements ou de brûlures ? Est-elle constante ou intermittente ?
- La douleur change-t-elle selon les moments de la journée ? Quand notez-vous ces changements ?
- La douleur s'aggrave-t-elle avant ou après les repas ? Certains aliments ou boissons l'atténuent-ils ?
- La douleur s'améliore-t-elle ou s'aggrave-t-elle avec l'activité ? Quel type d'activité ?
- La douleur vous empêche-t-elle de vous endormir le soir ? La douleur vous réveille-t-elle la nuit ?
- Évaluez votre douleur de 0 (aucune douleur) à 10 (la pire douleur que vous n'ayez jamais ressentie).
- La douleur vous empêche-t-elle de faire les choses que vous aimez ?

Effets indésirables

Tous les traitements contre le cancer peuvent provoquer des problèmes de santé appelés effets indésirables. Les effets indésirables dépendent de nombreux facteurs. Ces facteurs comprennent le type et la dose de médicament, la durée du traitement et la personne. Certains effets indésirables peuvent être dangereux pour votre santé. D'autres peuvent simplement être désagréables. Le traitement du LDGCB peut provoquer un certain nombre d'effets indésirables. Certains sont très graves.

Demandez une liste complète des effets indésirables de vos traitements. Informez également votre équipe de traitement de tout nouveau symptôme ou de toute aggravation des symptômes. Il existe peut-être des moyens de vous soulager. Des moyens d'éviter certains effets indésirables sont également disponibles.

Effets tardifs

Les effets tardifs sont des effets indésirables qui surviennent des mois ou des années après le diagnostic d'une maladie ou après la fin du traitement. Les effets tardifs peuvent être causés par le cancer ou le traitement contre le cancer. Ils peuvent inclure des problèmes physiques, psychologiques et sociaux, ainsi que des seconds cancers. Les effets tardifs doivent être pris en charge au plus tôt. Demandez à votre équipe soignante quels effets tardifs pourraient survenir. Cela vous aidera à reconnaître les signes avant-coureurs.

Toxicité liée au traitement

De nombreux traitements médicamenteux utilisés pour traiter le LDGCB peuvent être nocifs pour l'organisme. Vous ferez l'objet d'une surveillance renforcée afin de détecter toute toxicité liée au traitement.

Difficultés à manger

Parfois, les effets indésirables d'une chirurgie, d'un cancer ou d'autres traitements peuvent vous couper la faim ou vous donner la nausée. Vous pouvez souffrir de douleurs buccales. Il est important de manger sainement pendant le traitement. Il s'agit d'avoir une alimentation équilibrée, de manger la bonne quantité de nourriture et de boire suffisamment. Un diététicien agréé, expert en nutrition et en alimentation, peut vous aider. Si vous avez des difficultés à manger ou à maintenir votre poids, parlez-en à votre équipe soignante.

Syndrome de lyse tumorale

Le traitement contre le cancer entraîne la mort des cellules. Dans le syndrome de lyse tumorale (SLT), les déchets libérés par les cellules mortes s'accumulent dans l'organisme, provoquant des lésions rénales et de graves perturbations des électrolytes sanguins. Des modifications des taux de créatinine, d'acide lactique, d'acide urique, de phosphore (Phos), de potassium (K) et de calcium (Ca) peuvent être des signes de SLT. Le SLT peut engager le pronostic vital.

> "Le traitement médicamenteux du LDGCB était intense et puissant. J'ai eu des effets indésirables inhabituels. J'informais mon équipe soignante dès que je remarquais un effet indésirable. Cela m'a vraiment aidé. Ils ont très bien su les traiter !"

Survie

Après le traitement, votre état de santé sera surveillé pour détecter les effets indésirables du traitement et le retour du cancer. Cela fait partie de votre programme de soins de survie. Il est important de respecter les visites de suivi chez le médecin et les rendez-vous pour les examens d'imagerie. Cherchez à obtenir les soins médicaux de routine appropriés, y compris des visites régulières chez le médecin pour les soins préventifs et le dépistage du cancer.

Vous devriez recevoir un programme de soins de survie personnalisé. Il résumera les potentiels effets à long terme du traitement et énumérera les tests de suivi. Renseignez-vous sur la manière dont votre médecin généraliste coordonnera vos soins de suivi avec les spécialistes.

Pour plus d'informations sur la survie, consultez la série *NCCN Guidelines for Patients : Survie* disponible à l'adresse NCCN.org/patientguidelines.

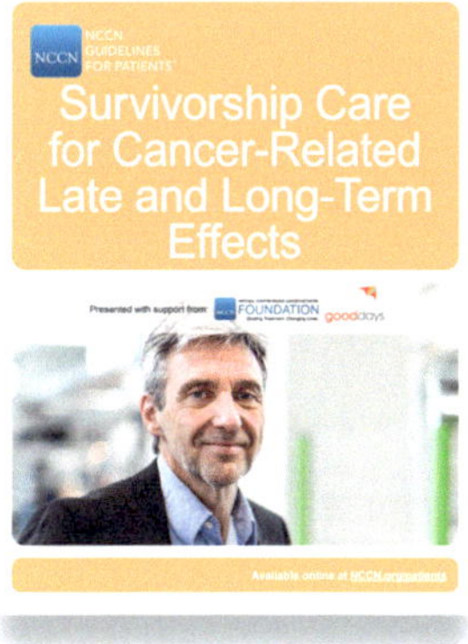

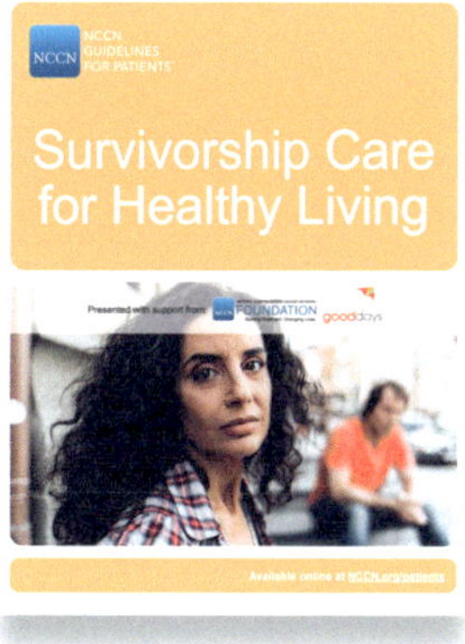

Respectez les visites de suivi et les rendez-vous pour les examens d'imagerie. Cherchez à obtenir les soins médicaux de routine appropriés, y compris les soins préventifs et les dépistages du cancer.

Points clés

- Les décisions de traitement doivent impliquer une équipe pluridisciplinaire (EP) composée de spécialistes issus de différents milieux professionnels, qui ont des connaissances (expertise) et une expérience de votre type de cancer.
- Le LDGCB peut être traité. L'objectif du traitement est d'obtenir une réponse complète (RC) ou une rémission.
- Le traitement systémique agit sur l'ensemble de l'organisme. Il comprend la chimiothérapie, la thérapie ciblée et l'immunothérapie.
- La radiothérapie (RT) utilise des rayonnements à haute énergie provenant de photons, d'électrons ou de protons, ainsi que d'autres sources, pour tuer les cellules cancéreuses et réduire les tumeurs.
- La chimiothérapie tue les cellules à croissance rapide dans tout le corps, y compris les cellules cancéreuses et certaines cellules normales.
- Les traitements ciblés peuvent bloquer les modes de croissance, de division et de déplacement des cellules cancéreuses dans l'organisme.
- Le traitement peut affecter la fertilité, peu importe le sexe du patient. Les personnes qui souhaitent avoir des enfants à l'avenir doivent être orientées vers un spécialiste de la fertilité avant de commencer la chimiothérapie et/ou la radiothérapie pour discuter des options dont elles disposent.
- Une greffe de cellules souches (GCS) remplace les cellules souches endommagées de la moelle osseuse par des cellules souches saines. Les termes greffe de cellules hématopoïétiques (GCH) ou greffe de moelle osseuse (GMO) sont également utilisés.
- Les essais cliniques étudient dans quelle mesure les tests et les traitements du cancer sont sûrs et utiles pour les patients.
- Les soins de soutien soulagent les symptômes causés par le cancer ou son traitement et améliorent la qualité de vie. Les soins de soutien sont dispensés systématiquement.
- Tous les traitements contre le cancer peuvent provoquer des problèmes de santé appelés effets indésirables. Il est important que vous informiez votre équipe soignante de tous vos effets indésirables afin qu'ils puissent être pris en charge.
- Une alimentation équilibrée, une consommation suffisante de liquides, une activité physique, le yoga et la massothérapie peuvent aider à gérer les effets indésirables.
- Certains effets indésirables, appelés effets tardifs, peuvent mettre des années à apparaître. Le risque d'effets tardifs dépend du ou des types de traitements anticancéreux que vous avez reçus, de la dose et de la durée du traitement. Il est important de se rendre aux rendez-vous de suivi.

4

Stades 1, 2, 3 et 4

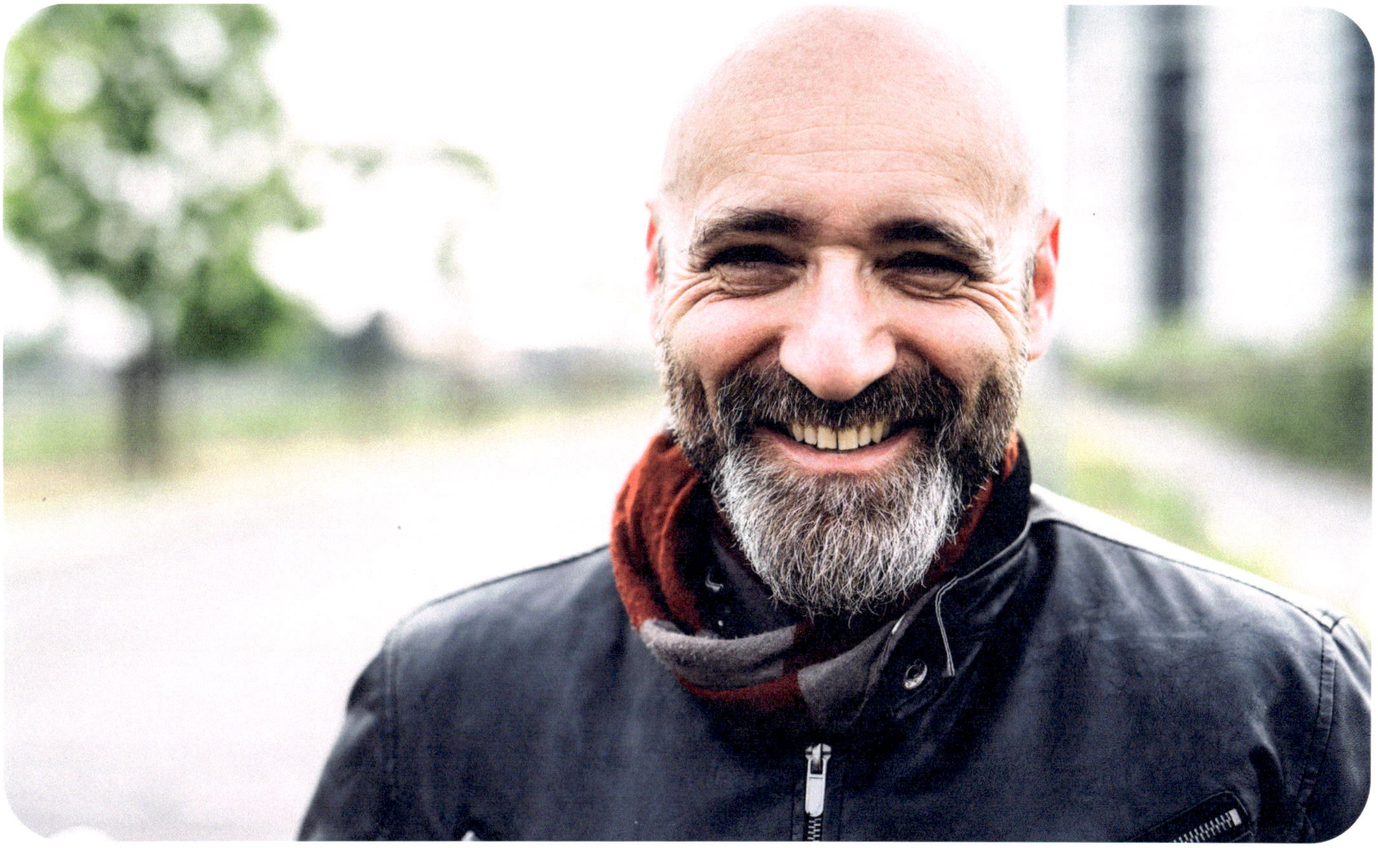

Le traitement du LDGCB est basé sur le stade du cancer et est souvent une combinaison de chimio-immunothérapie et de radiothérapie. Ensemble, vous et votre équipe soignante choisirez un plan de traitement qui vous convient.

Stadification

Une TEP et/ou une TDM seront réalisées pour stadifier le LDGCB. En outre, les décisions thérapeutiques sont basées sur l'histologie et les résultats des analyses génétiques et des biomarqueurs. L'histologie est l'aspect général, la taille, la forme et le type de vos cellules.

En général, les stades du LDGCB sont les suivants :

- **Stade 1** – La maladie se trouve dans 1 ganglion lymphatique ou un groupe de ganglions lymphatiques proches.
- **Stade 2** – La maladie se trouve dans 2 groupes de ganglions lymphatiques ou plus du même côté du diaphragme.
- **Stade 2 volumineux** – Une maladie volumineuse signifie qu'il y a des zones de lymphome qui mesurent 7,5 centimètres (cm) ou plus.
- **Stade 3** – La maladie se trouve dans les ganglions lymphatiques au-dessus et au-dessous du diaphragme du même côté du corps ou la maladie se trouve dans les ganglions au-dessus du diaphragme et dans la rate.
- **Stade 4** – La maladie s'est propagée en dehors du système lymphatique à d'autres parties du corps.

Aires ganglionnaires

Aires ganglionnaires selon le système de classification d'Ann Arbor.

Lymph_node_regions.jpg : http://training.seer.cancer.gov/ss_module08_lymph_leuk/lymph_unit02_sec02_reg_lns.html derivative work: Fred the Oyster, Public domain, via Wikimedia Commons

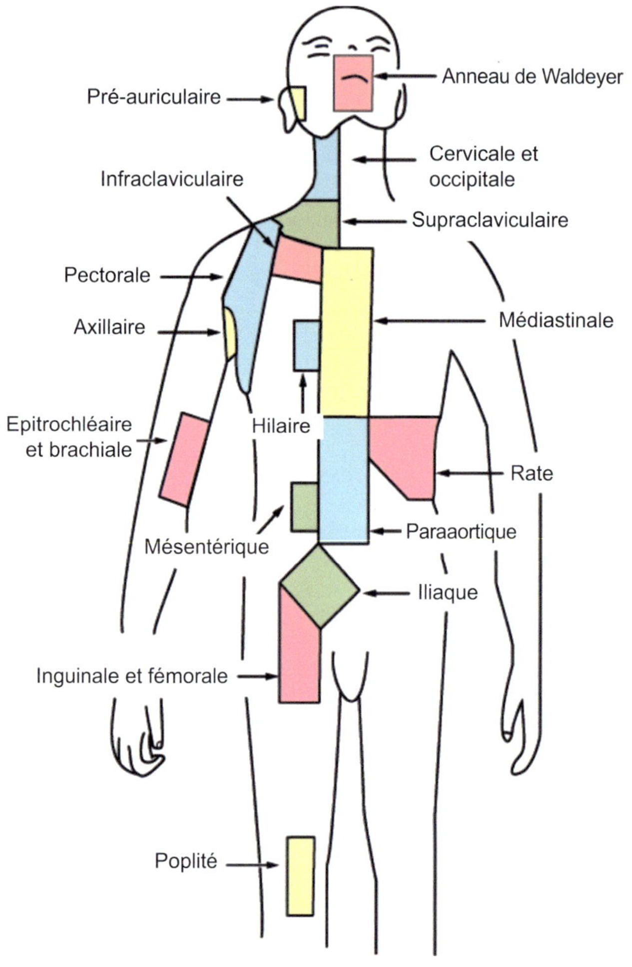

Traitement

Le LDGCB est d'abord traité par RCHOP. La radiothérapie peut suivre. La radiothérapie du site impliqué (ISRT) traite le cancer qui se trouve dans ou près des ganglions lymphatiques (maladie ganglionnaire). L'ISRT est recommandée pour les personnes qui ne peuvent pas ou ne veulent pas de chimio-immunothérapie.

Le schéma thérapeutique RCHOP inclut les éléments suivants : rituximab, cyclophosphamide, doxorubicine, vincristine, prednisone. Pour toutes les options de première intention, reportez-vous au Guide 4.

Guide 4
Options de traitement de première intention

À privilégier	• Rituximab, cyclophosphamide, doxorubicine, vincristine et prednisone (RCHOP)
Autres recommandations	• Étoposide à dose ajustée, prednisone, vincristine, cyclophosphamide, doxorubicine (DA-EPOCH)
Pour les personnes ayant des problèmes cardiaques	• Étoposide à dose ajustée, prednisone, vincristine, cyclophosphamide, doxorubicine (DA-EPOCH) • Rituximab, cyclophosphamide, doxorubicine liposomale (Doxil), vincristine et prednisone (RCDOP) • Rituximab, cyclophosphamide, étoposide, vincristine et prednisone (RCEOP) • Rituximab, cyclophosphamide, étoposide, prednisone et procarbazine (RCEPP) • Rituximab, gemcitabine, cyclophosphamide, vincristine et prednisone (RGCVP)
Pour les personnes fragiles ou âgées de plus de 80 ans avec d'autres problèmes de santé	• Rituximab, cyclophosphamide, étoposide, prednisone et procarbazine (RCEPP) • Rituximab, cyclophosphamide, doxorubicine liposomale (Doxil), vincristine et prednisone (RCDOP) • Rituximab avec mini-CHOP (R-mini-CHOP) • Rituximab, gemcitabine, cyclophosphamide, vincristine et prednisone (RGCVP)

*Remarque : Un biosimilaire approuvé par la FDA peut être utilisé pour le rituximab.

Stades 1 et 2 non volumineux

Le traitement de la maladie de stade 1 ou 2 non volumineux consiste en 3 cycles de RCHOP. C'est ce qu'on appelle la chimio-immunothérapie de première intention. Votre cancer sera réévalué par TEP/TDM après 3 cycles de RCHOP et à nouveau après le dernier cycle.

- En cas de réponse complète, vous recevrez un cycle supplémentaire de RCHOP pour un total de 4 cycles ou une radiothérapie (ISRT). Ensuite, vous entrerez dans la phase de surveillance et serez contrôlé(e) pour détecter une éventuelle rechute.
- En cas de réponse partielle, vous aurez 1 à 3 cycles supplémentaires de RCHOP pour un total de 4 à 6 cycles ou une radiothérapie (ISRT) si la TEP est positive pour la maladie après 3 cycles de RCHOP.
- Si la maladie a progressé, une nouvelle biopsie sera effectuée et vous serez traité(e) pour la maladie réfractaire décrite au chapitre 5 : Rechute et maladie réfractaire au traitement.

LDGCB de stade 2

Dans le cas d'un LDGCB de stade 2, le cancer est présent dans 2 groupes de ganglions lymphatiques ou plus du même côté du diaphragme.

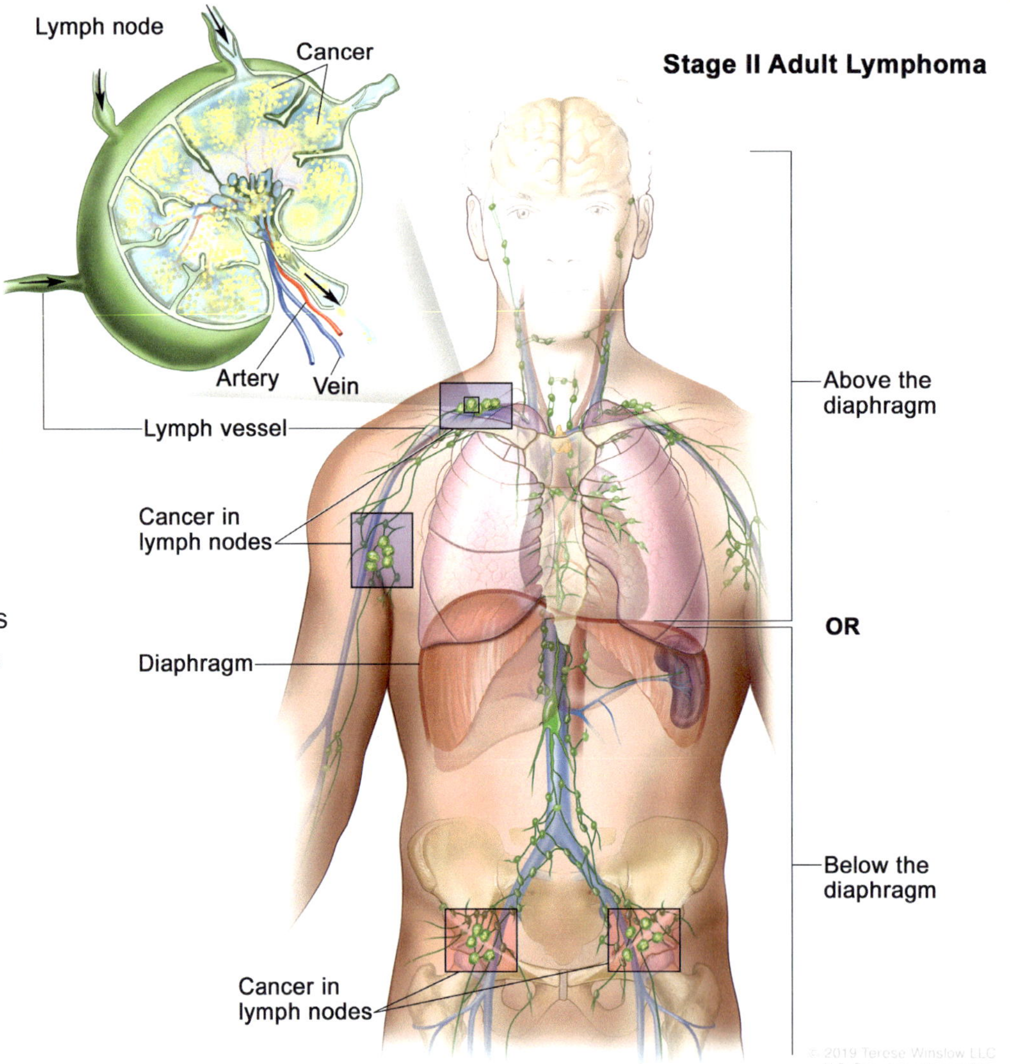

Stades 1 et 2 volumineux (limited)

La maladie volumineuse dans le LDGCB désigne un cancer de 7,5 cm ou plus. Le traitement de la maladie volumineuse de stade 1 ou 2 consiste en 6 cycles de RCHOP. C'est ce qu'on appelle la chimio-immunothérapie de première intention. Un type de radiothérapie appelé ISRT peut être ajouté.

Si l'ISRT est prévue

À la fin de la chimio-immunothérapie de première intention, vous passerez une TEP/TDM avant de commencer la radiothérapie (ISRT).

- En cas de réponse complète, vous terminerez le traitement prévu par une première dose de radiothérapie (ISRT).
- En cas de réponse partielle, vous suivrez le traitement prévu avec une dose plus élevée de radiothérapie (ISRT) ou vous participerez à un essai clinique. Il se peut que vous soyez traité(e) pour la maladie réfractaire décrite au chapitre 5 : Rechute et maladie réfractaire au traitement.
- Si vous ne répondez pas au traitement ou si la maladie a progressé, une nouvelle biopsie sera effectuée et vous serez traité(e) pour la maladie réfractaire décrite au chapitre 5 : Rechute et maladie réfractaire au traitement.

Si l'ISRT n'est pas prévue

Après 3 ou 4 cycles, le stade de votre cancer sera redéfini à l'aide d'une TEP/TDM. Une nouvelle biopsie peut également être effectuée.

- En cas de rémission, également appelée réponse complète, vous effectuerez les cycles restants de RCHOP, pour un total de 6 cycles. Ensuite, vous entrerez dans la phase de surveillance et serez contrôlé(e) pour détecter une éventuelle rechute.
- En cas de réponse partielle, vous pourrez recevoir une radiothérapie (ISRT) ou être traité(e) pour la maladie réfractaire décrite au chapitre 5 : Rechute et maladie réfractaire au traitement.
- Si la maladie a progressé, une nouvelle biopsie sera effectuée et vous serez traité(e) pour la maladie réfractaire décrite au chapitre 5 : Rechute et maladie réfractaire au traitement.

Il est très important de continuer à prendre votre médicament tel que prescrit, sans interruption ni oubli.

Stade 2 avec maladie mésentérique ou stades 3 et 4

Le mésentère est un repli de membrane qui attache l'intestin à la paroi abdominale et le maintient en place. En cas de cancer de stade 2 avec maladie mésentérique ou de stades 3 et 4, un essai clinique ou le RCHOP sont les options recommandées et privilégiées. D'autres schémas chimiothérapeutiques peuvent être utilisés. Une TDM peut être effectuée après 2 à 4 cycles pour déterminer à nouveau le stade du cancer.

- En cas de réponse complète ou partielle, vous effectuerez les cycles restants de RCHOP, pour un total de 6 cycles. Ensuite, vous entrerez dans la phase de surveillance et serez contrôlé(e) pour détecter une éventuelle rechute.
- Si vous ne répondez pas au traitement ou si la maladie a progressé, une nouvelle biopsie sera effectuée et vous serez traité(e) pour la maladie réfractaire décrite au chapitre 5 : Rechute et maladie réfractaire au traitement.

LDGCB de stade 3

Dans le cas d'un LDGCB de stade 3, le cancer est présent dans des groupes de ganglions lymphatiques au-dessus et au-dessous du diaphragme du même côté du corps ou le cancer est présent dans des ganglions lymphatiques au-dessus du diaphragme et dans la rate.

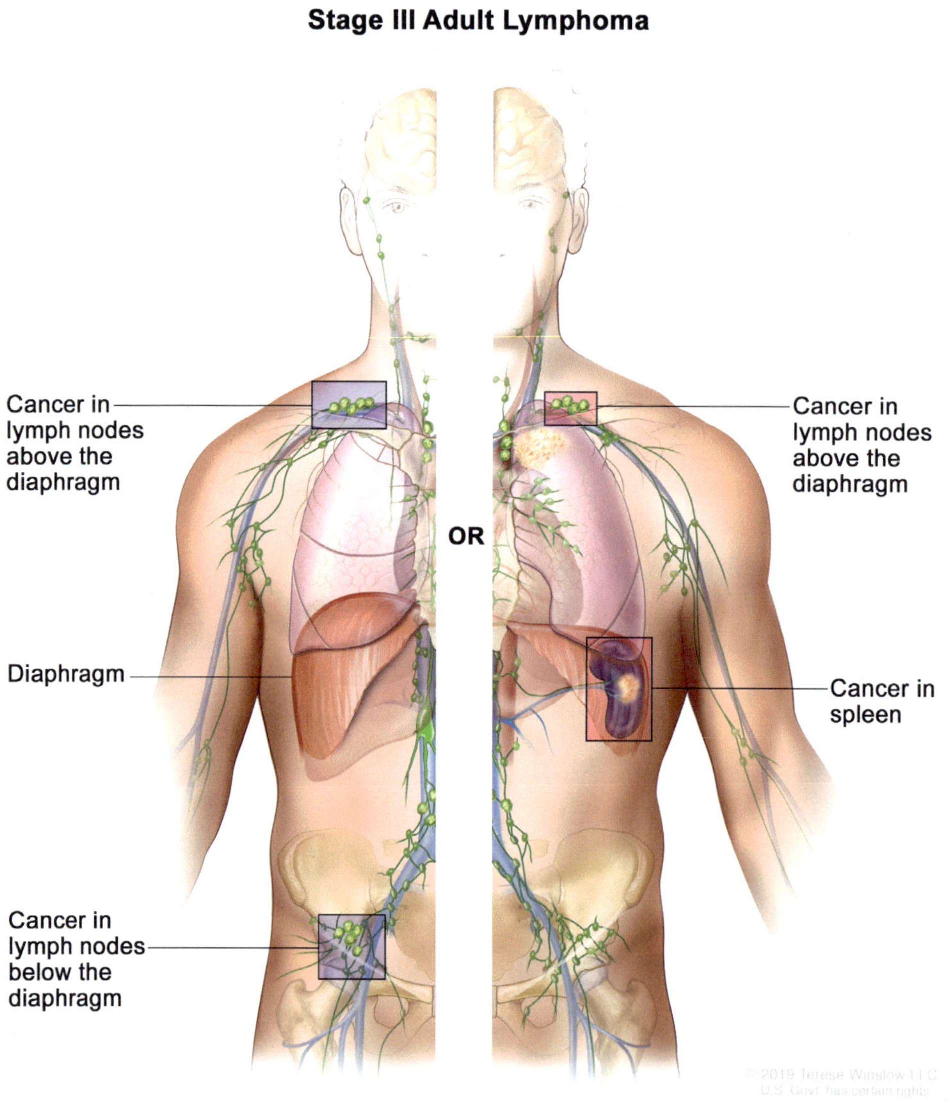

Tests de suivi

Après avoir terminé les 6 cycles de RCHOP, une TEP sera effectuée. L'ISRT peut être pratiquée pour traiter tout site de maladie volumineuse ou osseuse. La surveillance est une période de tests qui commence après la rémission pour détecter la rechute ou le retour du cancer.

- Elle comprend un examen physique, un examen des antécédents médicaux et des analyses sanguines tous les 3 à 6 mois pendant 5 ans. Après 5 ans, les tests seront effectués une fois par an ou selon les besoins.
- L'imagerie de surveillance est utilisée pour surveiller les personnes ne présentant pas de symptômes (asymptomatiques). Elle comprend une TDM thoraco-abdomino-pelvienne tous les 6 mois pendant 2 ans maximum. Après 2 ans, les examens d'imagerie seront effectués selon les besoins.

Points clés

- Le schéma thérapeutique RCHOP inclut les éléments suivants : rituximab, cyclophosphamide, doxorubicine, vincristine, prednisone.
- Le traitement de la maladie de stade 1 ou 2 non volumineux consiste en 6 cycles de RCHOP.
- La maladie volumineuse dans le LDGCB désigne un cancer de 7,5 cm ou plus.
- Le traitement de la maladie volumineuse de stade 1 ou 2 consiste en 6 cycles de RCHOP.
- En cas de cancer de stade 2 avec maladie mésentérique ou de stades 3 et 4, un essai clinique ou le RCHOP sont les options recommandées. Le mésentère est une membrane qui attache l'intestin à la paroi abdominale et le maintient en place.
- Un type de radiothérapie appelé ISRT peut être ajouté au traitement. La radiothérapie du site impliqué (ISRT) traite le cancer qui se trouve dans ou près des ganglions lymphatiques (maladie ganglionnaire).
- Après avoir terminé les 6 cycles de RCHOP, une TEP sera effectuée. L'ISRT peut être pratiquée pour traiter tout site de maladie volumineuse ou osseuse.
- La surveillance est une période de tests qui commence après la rémission pour détecter la rechute ou le retour du cancer.

5

Rechute et maladie réfractaire au traitement

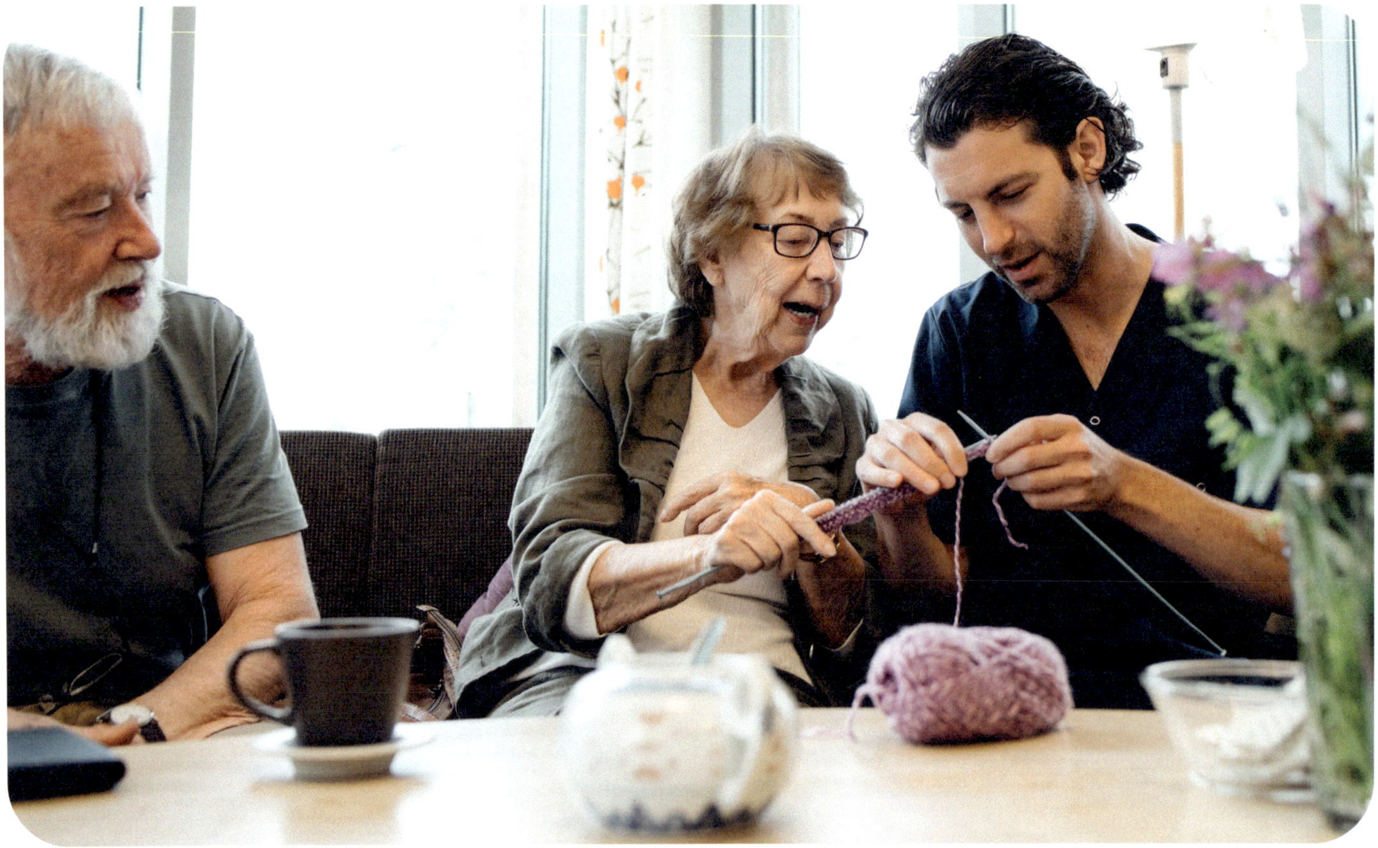

Le LDGCB revient chez environ la moitié des personnes en rémission. Un cancer qui revient est appelé une rechute. Lorsque le LDGCB progresse malgré le traitement, il est dit réfractaire. L'objectif du traitement est d'obtenir à nouveau une rémission. Ensemble, vous et votre équipe soignante choisirez un plan de traitement qui vous convient.

Rechute – Moins de 12 mois

Les options de traitement pour une rechute sont basées sur le temps écoulé depuis la fin de votre dernier traitement. Si le cancer est revenu et qu'il s'est écoulé moins de 12 mois depuis la fin du traitement, le traitement suivant dépendra du recours ou non au traitement par cellules CAR-T.

Traitement par cellules CAR-T prévu

Le traitement par cellules CAR-T est une option en cas de rechute survenue moins de 12 mois après la fin du traitement. En attendant le traitement par cellules CAR-T, l'axicabtagène ciloleucel sera administré avec un traitement d'attente si nécessaire. Reportez-vous au Guide 5

Autres options

Si vous ne recevez pas de traitement par cellules CAR-T, les options sont alors les suivantes :

- Essai clinique
- Traitement de deuxième intention, reportez-vous au Guide 6
- Radiothérapie du site impliqué (ISRT) palliative
- Meilleurs soins de soutien

Les meilleurs soins de soutien améliorent la qualité de vie et soulagent l'inconfort.

En cas de réponse complète, vous réaliserez des tests de suivi.

En cas de réponse partielle, d'absence de réponse ou de progression de la maladie, reportez-vous à la section abordant le traitement en cas de 2 rechutes ou plus.

Guide 5 Options d'attente pour le traitement par cellules CAR-T
Dexaméthasone et cytarabine (DHA) avec carboplatine, cisplatine ou oxaliplatine
Gemcitabine, dexaméthasone et cisplatine (GDP) ou gemcitabine, dexaméthasone et carboplatine.
Gemcitabine et oxaliplatine (GemOx)
Ifosfamide, carboplatine et étoposide (ICE)
Polatuzumab vedotin-piiq avec ou sans rituximab avec ou sans bendamustine (la bendamustine doit être envisagée/ajoutée seulement après la leucaphérèse)

*Remarque : Le rituximab peut être ajouté à l'un des traitements énumérés. Un biosimilaire approuvé par la FDA peut être utilisé pour le rituximab.

Rechute – Plus de 12 mois

Si le cancer est revenu plus de 12 mois après la fin du traitement, les options de traitement sont décrites ci-après.

Greffe de cellules souches prévue

Si un traitement par autogreffe de cellules souches est prévu, alors un traitement de deuxième intention sera administré. Reportez-vous au Guide 7.

Après une réponse complète, les options sont les suivantes :

- Greffe autologue de cellules souches (autoGCS). Une ISRT peut être ajoutée.
- Essai clinique
- Dans certains cas, une greffe allogénique (d'un donneur) de cellules souches (alloGCS). Une radiothérapie du site impliqué (ISRT) peut être ajoutée. L'ISRT traite les ganglions lymphatiques où le cancer a été initialement découvert.

Après une réponse partielle, les options sont les suivantes :

- Traitement par cellules CAR-T anti-CD19
- Greffe autologue de cellules souches (autoGCS). Une ISRT peut être ajoutée.
- Essai clinique
- Dans certains cas, une greffe allogénique (d'un donneur) de cellules souches (alloGCS). Une ISRT peut être ajoutée.

Autres options

Si vous ne recevez pas de greffe de cellules souches (GCS), les options sont alors les suivantes :

- Essai clinique
- Traitement de deuxième intention, reportez-vous au Guide 6
- ISRT palliative
- Meilleurs soins de soutien

Maladie réfractaire

La maladie réfractaire pourrait être traitée par un traitement par cellules CAR-T. En attendant le traitement par cellules CAR-T, l'axicabtagène ciloleucel (Yescarta) sera administré avec un traitement d'attente si nécessaire. Pour le traitement d'attente, reportez-vous au Guide 5.

Les autres options comprennent :

- Essai clinique
- Traitement de deuxième intention, reportez-vous au Guide 6
- ISRT palliative
- Meilleurs soins de soutien

La RT avec ou sans chimio-immunothérapie suivie d'un traitement à haute dose avec sauvetage des cellules souches peut être une option chez certaines personnes présentant une maladie localisée.

Guide 6
Options de traitement de deuxième intention

Options privilégiées	• Gemcitabine et oxaliplatine (GemOx) • Polatuzumab vedotin-piiq. La bendamustine et/ou le rituximab peuvent être ajoutés. • Tafasitamab-cxix et lénalidomide
Autres recommandations	• Cyclophosphamide, étoposide, vincristine, prednisone (CEOP). Le rituximab peut être ajouté. • Étoposide à dose ajustée, prednisone, vincristine, cyclophosphamide, doxorubicine (DA-EPOCH). Le rituximab peut être ajouté. • Gemcitabine, dexaméthasone et cisplatine (GDP) ou gemcitabine, dexaméthasone et carboplatine. Le rituximab peut être ajouté. • Rituximab
Utiles dans certains cas	• Brentuximab vedotin pour les maladies CD30+ • Bendamustine avec ou sans rituximab • Ibrutinibm (LDGCB de type non-GCB) • Lénalidomide avec ou sans rituximab (LDGCB de type non-GCB) • Axicabtagene ciloleucel or lisocabtagene maraleucel

*Remarque : Un biosimilaire approuvé par la FDA peut être utilisé pour le rituximab.

Guide 7
Options de traitement de deuxième intention si une greffe de cellules souches (GCS) est prévue

Options privilégiées	• Dexaméthasone et cytarabine (DHA) avec carboplatine, cisplatine ou oxaliplatine • Gemcitabine, dexaméthasone et cisplatine (GDP) ou gemcitabine, dexaméthasone et carboplatine • Ifosfamide, carboplatine et étoposide (ICE)
Autres recommandations	• Étoposide, méthylprednisolone, cytarabine et cisplatine (ESHAP) • Gemcitabine et oxaliplatine (GemOx) • Mesna, ifosfamide, mitoxantrone et étoposide (MINE)

*Remarque : Le rituximab peut être ajouté à l'un des traitements énumérés. Un biosimilaire approuvé par la FDA peut être utilisé pour le rituximab.

2 rechutes ou plus

En cas de réponse partielle, de deuxième ou troisième rechute, ou de progression de la maladie, les options de traitement comprennent alors :

- Un traitement par cellules T CAR anti-CD19 (s'il n'a pas été administré auparavant) telle que axicabtagène ciloleucel, lisocabtagène maraleucel ou tisagenlecleucel.
- Un traitement systémique non utilisé auparavant
- Essai clinique
- ISRT palliative
- Meilleurs soins de soutien

En cas de réponse complète ou partielle au traitement, une greffe de cellules souches allogéniques (alloGCS) avec ou sans ISRT peut être une option dans certains cas.

Tests de suivi

Après le traitement, vous effectuerez les tests suivants pour surveiller une éventuelle rechute :

- Un examen physique, un examen des antécédents médicaux et des analyses sanguines tous les 3 à 6 mois pendant 5 ans. Après 5 ans, ces examens seront effectués une fois par an ou selon les besoins.
- Une TDM thoraco-abdomino-pelvienne tous les 6 mois pendant 2 ans maximum. Après 2 ans, les examens d'imagerie seront effectués selon les besoins.

Il est important de respecter les visites de suivi chez le médecin et les rendez-vous pour les examens d'imagerie. Cherchez à obtenir les soins médicaux de routine appropriés, y compris des visites régulières chez le médecin pour les soins préventifs et le dépistage du cancer.

Points clés

- Le LDGCB revient chez environ la moitié des personnes en rémission.
- Un cancer qui revient est appelé une rechute.
- Lorsque le LDGCB progresse malgré le traitement, il est dit réfractaire.
- Les options de traitement pour une rechute sont basées sur le temps écoulé depuis la fin de votre dernier traitement. L'objectif du traitement est d'obtenir à nouveau une rémission.
- Si le cancer est revenu et qu'il s'est écoulé moins de 12 mois depuis la fin du traitement, le traitement suivant dépendra du recours ou non au traitement par cellules CAR-T.
- Si le cancer est revenu plus de 12 mois après la fin du traitement, le traitement suivant dépendra du recours ou non à une greffe de cellules souches.
- Une fois le traitement terminé, vous serez surveillé(e) pour détecter le potentiel retour du cancer. Respectez les visites de suivi chez le médecin et les rendez-vous pour les examens d'imagerie.

6

LDGCB cutané primitif, de type jambe

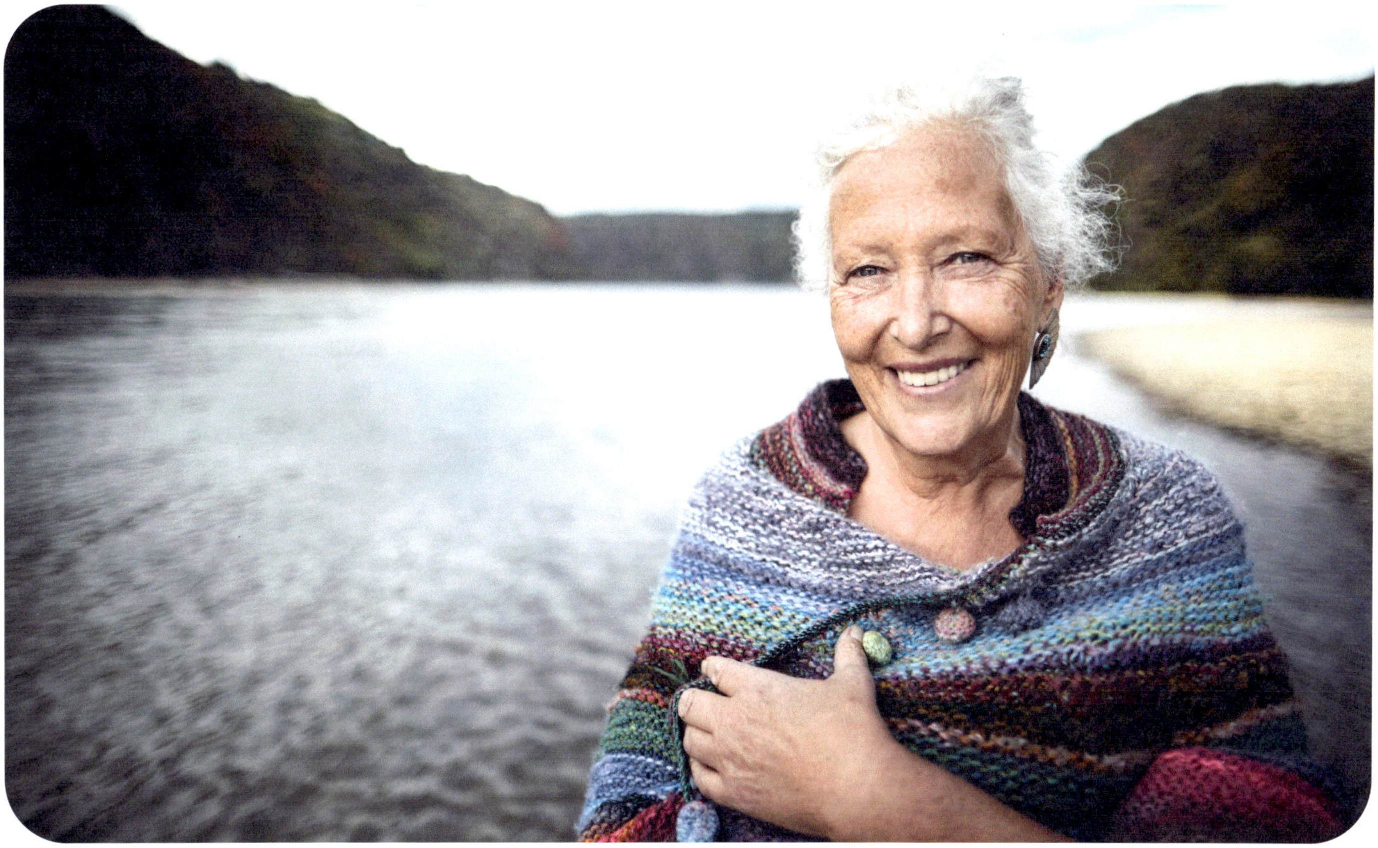

Le lymphome diffus à grandes cellules B cutané primitif (LDGCB-CP) de type jambe est une forme rare et agressive de lymphome. Dans le cas du LDGCB-CP de type jambe, des lymphocytes B anormaux provoquent des lésions cutanées. Bien que la peau soit touchée, les cellules cutanées elles-mêmes ne sont pas cancéreuses. Les options de traitement sont basées sur de nombreux facteurs. Ensemble, vous et votre équipe soignante choisirez un plan de traitement qui vous convient.

Vous trouverez de plus amples informations sur les lymphomes cutanés dans les NCCN Guidelines for Patients : Lymphomes cutanés primitifs, disponibles à l'adresse NCCN.org/patientguidelines.

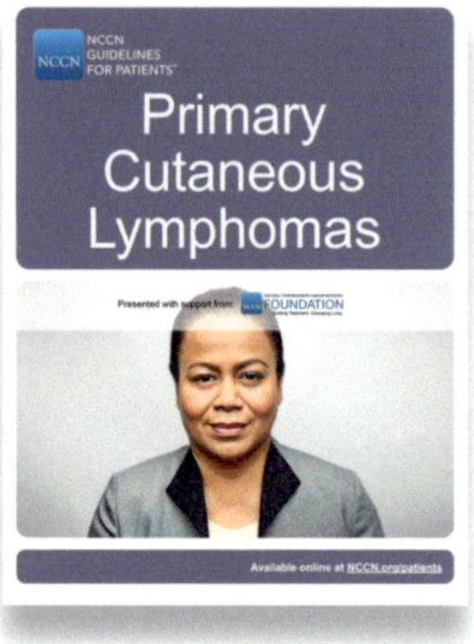

Vue d'ensemble

Les lymphomes cutanés primitifs (LCP) ou lymphomes de la peau sont un groupe rare de lymphomes non hodgkiniens (LNH) qui se développent dans la peau. Au moment du diagnostic, le LCP ne se trouve dans aucune autre région du corps. Le lymphome cutané n'est pas un type de cancer de la peau. Le cancer de la peau se développe à partir des cellules de la peau. Le LCP se développe à partir de lymphocytes anormaux.

Le lymphome diffus à grandes cellules B cutané primitif (LDGCB-CP) de type de jambe est constitué de grandes cellules B transformées qui apparaissent généralement sous forme de tumeurs rouges ou violacées sur la peau. Malgré son nom, la maladie peut toucher le torse, les bras, les jambes, les fesses ou toute autre partie du corps. Le LDGCB-CP de type jambe peut également se propager à d'autres zones que la peau. L'examen par un spécialiste en hématopathologie est essentiel pour confirmer le diagnostic de LDGCB cutané primitif de type jambe. Une biopsie de la peau peut être effectuée pour distinguer le LDGCB cutané primitif de type jambe des autres types de lymphomes cutanés primitifs.

Traitement

Le traitement est basé sur le nombre de lésions cutanées et leur localisation. C'est ce qu'on appelle la stadification. Les lésions/tumeurs cutanées (T) seront mesurées par leur profondeur, leur hauteur, leur taille et la région du corps. Les lésions sont souvent mesurées en centimètres (cm). Les régions du corps reposent sur les modèles de drainage des ganglions lymphatiques régionaux. Elles comprennent la tête/le cou, le thorax, le bras, l'avant-bras et la main, l'abdomen et les organes génitaux, la cuisse, la jambe et les pieds, le haut du dos, le bas du dos et les fesses.

La maladie peut être solitaire, régionale, généralisée à la peau seulement ou à l'extérieur de la peau (extracutanée). À la fin du traitement, des examens d'imagerie sont nécessaires pour évaluer la réponse.

Maladie solitaire ou régionale

Une lésion solitaire est une lésion unique (T1). Les lésions régionales peuvent être des lésions multiples limitées à une région du corps ou à deux régions adjacentes (T2). La surface de la maladie sera mesurée.

Les options sont les suivantes :

- RCHOP avec ISRT locale
- ISRT locale
- Essai clinique

Après une réponse complète, vous passerez des examens d'imagerie et serez surveillé(e) pour une éventuelle rechute grâce aux examens de suivi.

En cas de rechute, si cela n'a pas été fait auparavant, vous pourriez être traité(e) par RCHOP ou par radiothérapie locale (ISRT). Les autres options de traitement dépendent de la date de la rechute : moins de 12 mois ou plus de 12 mois après la fin de votre traitement initial. Pour plus d'informations, reportez-vous au chapitre 5 : Rechute et maladie réfractaire au traitement.

Les régions du corps reposent sur les modèles de drainage des ganglions lymphatiques régionaux.

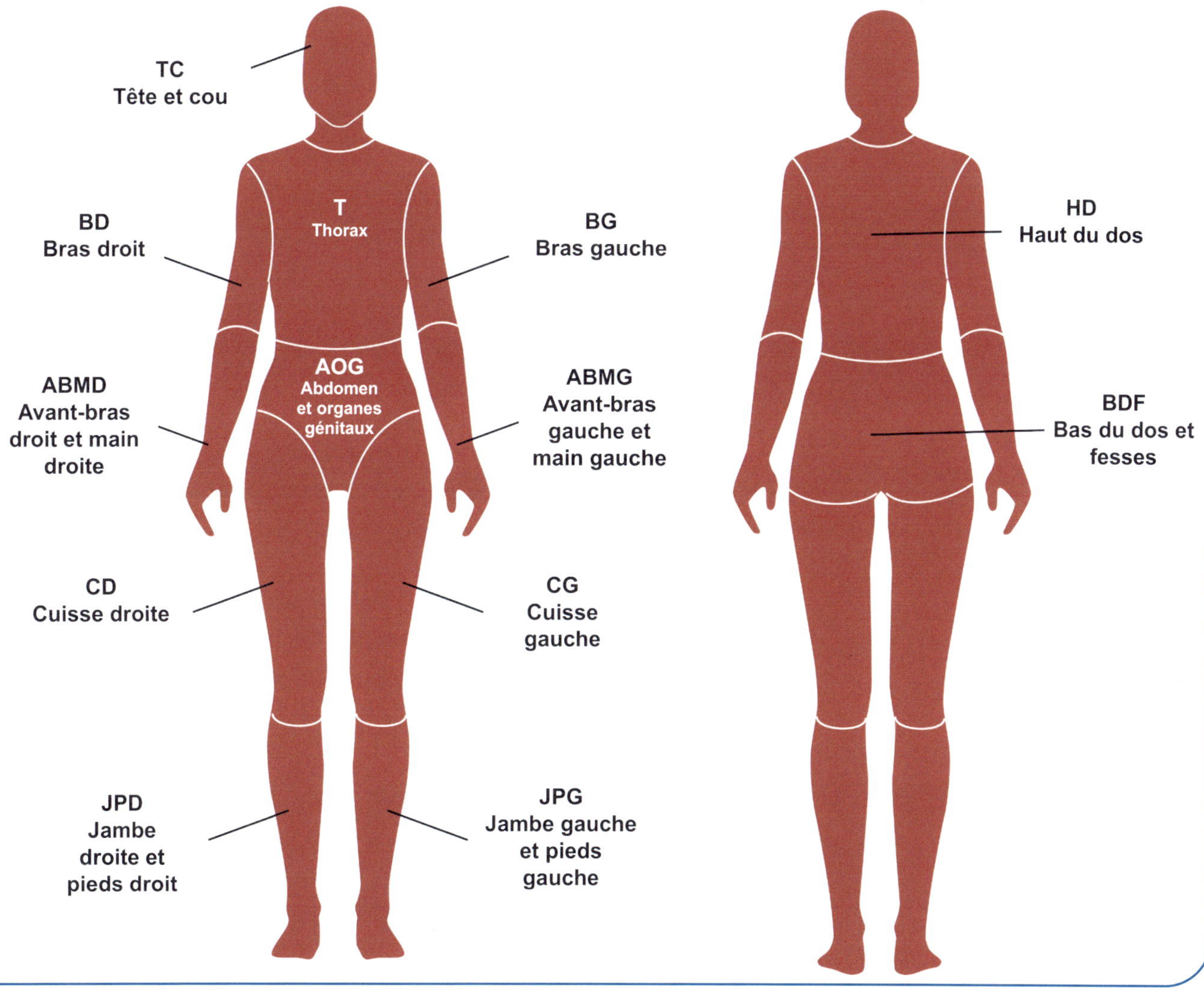

Maladie cutanée généralisée

La maladie cutanée généralisée couvre une plus grande surface du corps que la maladie régionale. Les lésions sont multiples et touchent 2 ou plusieurs régions du corps (T3) non contiguës. La maladie n'est pas présente dans les ganglions lymphatiques, le sang ou d'autres organes. Le traitement agit à l'intérieur du corps pour cibler les lésions cutanées. La radiothérapie (ISRT) peut être utilisée pour cibler une zone spécifique de la peau.

Traitement initial

Le traitement de première intention est le premier traitement administré. La maladie qui touche uniquement la peau est initialement traitée par RCHOP. RCHOP : rituximab (Rituxan), cyclophosphamide, doxorubicine, vincristine et prednisone. Une radiothérapie du site impliqué (ISRT) peut être ajoutée pour traiter les lésions cutanées. Un essai clinique est également envisageable.

D'autres schémas thérapeutiques de chimio-immunothérapie peuvent être utilisés si vous avez des problèmes cardiaques. Il peut s'agir des schémas suivants :

- DA-EPOCH (étoposide, prednisone, vincristine, cyclophosphamide et doxorubicine) avec rituximab
- RCDOP (rituximab, cyclophosphamide, doxorubicine liposomale, vincristine et prednisone)
- RCEOP (rituximab, cyclophosphamide, étoposide, vincristine et prednisone)
- RCEPP (rituximab, cyclophosphamide, étoposide, prednisone et procarbazine)
- RGCVP (rituximab, gemcitabine, cyclophosphamide, vincristine et prednisolone)

Traitement suivant ou rechute

En cas d'absence de réponse, de réponse partielle ou de rechute, le traitement sera le suivant :

- Une chimio-immunothérapie différente
- ISRT palliative
- Ibritumomab tiuxétan

Les autres options de traitement dépendent de la date de la rechute : moins de 12 mois ou plus de 12 mois après la fin de votre traitement initial. Pour plus d'informations, reportez-vous au chapitre 5 : Rechute et maladie réfractaire au traitement.

Maladie extracutanée

Une maladie extracutanée est située en dehors de la peau. Il s'agit d'un cancer qui peut se trouver dans les ganglions lymphatiques, le sang ou les organes. Le traitement sera basé sur le stade du lymphome diffus à grandes cellules B (LDGCB) indiqué au chapitre 3 : Stades 1, 2, 3 et 4.

Tests de suivi

Après une réponse complète, vous serez surveillé(e) pour détecter une éventuelle rechute à l'aide des examens suivants :

- Un examen physique, un examen des antécédents médicaux et des analyses sanguines tous les 3 à 6 mois pendant 5 ans. Après 5 ans, ces examens seront effectués une fois par an ou selon les besoins.
- Une TDM thoraco-abdomino-pelvienne tous les 6 mois pendant 2 ans maximum. Après 2 ans, les examens d'imagerie seront effectués selon les besoins.

Points clés

- Le lymphome diffus à grandes cellules B cutané primitif (LDGCB-CP) de type de jambe est constitué de grandes cellules B transformées qui apparaissent généralement sous forme de tumeurs rouges ou violacées sur la peau. Il ne s'agit pas d'un cancer de la peau.
- Malgré son nom, la maladie peut toucher le torse, les bras, les jambes, les fesses ou toute autre partie du corps.
- Le traitement est basé sur le nombre de lésions cutanées et leur localisation. C'est ce qu'on appelle la stadification.
- La maladie peut être solitaire, régionale, généralisée à la peau seulement ou à l'extérieur de la peau (extracutanée).
- Une lésion solitaire est une lésion unique (T1).
- Les lésions régionales peuvent être des lésions multiples limitées à une région du corps ou à deux régions adjacentes (T2).
- La maladie cutanée généralisée couvre une plus grande surface du corps que la maladie régionale. Les lésions sont multiples et touchent 2 ou plusieurs régions du corps (T3) non contiguës.
- Une maladie extracutanée peut se trouver dans les ganglions lymphatiques, le sang ou les organes.

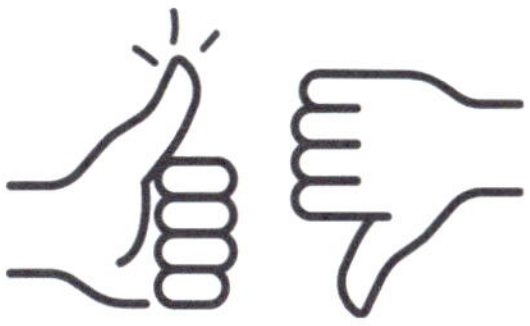

Donnez-nous votre avis !

Prenez un moment pour répondre à une enquête en ligne sur les NCCN Guidelines for Patients.

NCCN.org/patients/response

7
Lymphomes de la zone grise

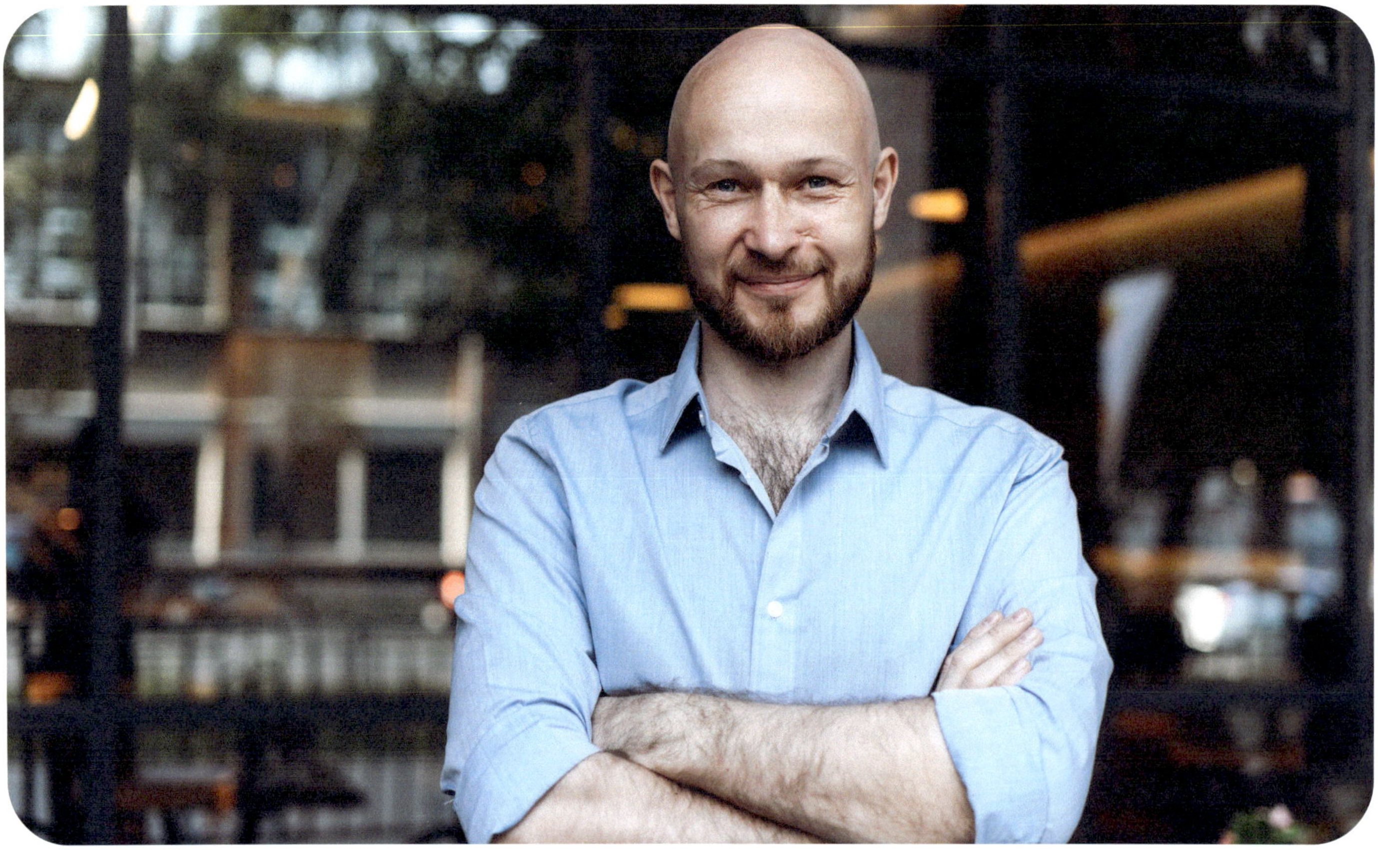

Les lymphomes de la zone grise présentent des caractéristiques intermédiaires entre le lymphome diffus à grandes cellules B (LDG-CB) et le lymphome de Hodgkin classique (LHc). Le traitement consiste généralement à utiliser les mêmes options de traitement systémique que celles utilisées pour les personnes atteintes de LDGCB. Ensemble, vous et votre équipe soignante choisirez un plan de traitement qui vous convient.

Vue d'ensemble

Les lymphomes de la zone grise présentent des caractéristiques intermédiaires entre le LDGCB et le lymphome de Hodgkin classique (LHc). Cela signifie que les cellules sont grandes, mais que leur taille peut varier et qu'elles peuvent ressembler aux cellules de Hodgkin (cellules de Reed-Sternberg). Les cellules de Reed-Sternberg sont de grands lymphocytes anormaux qui peuvent contenir plus d'un noyau.

Les lymphomes de la zone grise sont également appelés :

- Lymphome à cellules B, inclassable, avec des caractéristiques intermédiaires entre le LDGCB et le lymphome de Hodgkin classique (LHc)
- Lymphome à grandes cellules B avec caractéristiques d'un lymphome de Hodgkin

En général, le CD45 est souvent positif, et les CD15, CD20, CD30 et CD79a sont aussi fréquemment positifs. Les CD10 et les ALK sont généralement négatifs. Les facteurs de transcription des cellules B tels que PAX5, BOB.1 et OCT-2 sont souvent positifs ; BCL6 est exprimé de manière variable et le VEB est plus souvent négatif

L'examen par un spécialiste en hématopathologie est essentiel pour confirmer le diagnostic de lymphome de la zone grise.

Types

Il existe 2 types principaux :

- Les lymphomes de la zone grise médiastinaux
- Les lymphomes de la zone grise non médiastinaux

Les lymphomes médiastinaux sont des excroissances situées dans la zone du thorax qui sépare les poumons. Les lymphomes de la zone grise médiastinaux sont différents du lymphome médiastinal primitif à grandes cellules B (LMPGCB). Il existe de rares cas de lymphomes de la zone grise médiastinaux présentant des caractéristiques combinées de lymphome médiastinal primitif à grandes cellules B (LMPGCB) et de lymphome de Hodgkin classique (LHc).

Lymphomes de la zone grise médiastinaux

Les lymphomes de la zone grise médiastinaux sont plus fréquemment observés chez les personnes âgées de 20 à 40 ans, assignées homme à la naissance. Ils se caractérisent par la présence d'une masse médiastinale importante. Les ganglions lymphatiques situés au-dessus de la clavicule (supraclaviculaires) peuvent être touchés.

Lymphomes de la zone grise non médiastinaux

Les lymphomes de la zone grise non médiastinaux surviennent chez des personnes plus âgées, présentent un taux plus élevé d'atteinte de la moelle osseuse, incluent une maladie en dehors des ganglions lymphatiques (maladie extra-ganglionnaire) et sont à un stade plus avancé que les lymphomes de la zone grise médiastinaux.

Traitement

Étant donné que les lymphomes de la zone grise possèdent à la fois des caractéristiques du lymphome de Hodgkin classique et du LDGCB non hodgkinien, le traitement présente des difficultés particulières. Actuellement, il n'y a pas de norme de soins ou de consensus sur le traitement. Les lymphomes de la zone grise sont généralement traités avec les mêmes options de chimio-immunothérapie (RCHOP ou DA-EPOCH-R) que celles utilisées pour les LDGCB. Si les cellules tumorales sont CD20+, le rituximab peut être ajouté à la chimiothérapie. Un essai clinique est également envisageable. La radiothérapie (ISRT) doit être fortement envisagée pour les personnes dont la maladie est à un stade limité.

- DA-EPOCH-R : étoposide à dose ajustée, prednisone, vincristine, cyclophosphamide et doxorubicine, avec rituximab.
- RCHOP : rituximab, cyclophosphamide, doxorubicine, vincristine et prednisone.

Les patients atteints de lymphomes de la zone grise sont mieux pris en charge dans les centres de cancérologie ayant de l'expérience dans le traitement de ce type de lymphomes.

Points clés

- Les lymphomes de la zone grise présentent des caractéristiques intermédiaires entre le lymphome diffus à grandes cellules B (LDGCB) et le lymphome de Hodgkin classique (LHc).
- Il existe deux principaux types de lymphomes de la zone grise : les lymphomes de la zone grise médiastinaux et les lymphomes de la zone grise non médiastinaux.
- Les lymphomes médiastinaux sont des excroissances situées dans la zone du thorax qui sépare les poumons.
- L'examen par un spécialiste en hématopathologie est essentiel pour confirmer le diagnostic de lymphome de la zone grise.
- Les patients atteints de lymphomes de la zone grise sont mieux pris en charge dans les centres de cancérologie ayant de l'expérience dans le traitement de ce type de lymphomes.
- Les lymphomes de la zone grise sont généralement traités avec les mêmes options de chimio-immunothérapie (RCHOP ou DA-EPOCH-R) que celles utilisées pour les LDGCB.

8

Lymphome médiastinal primitif à grandes cellules B

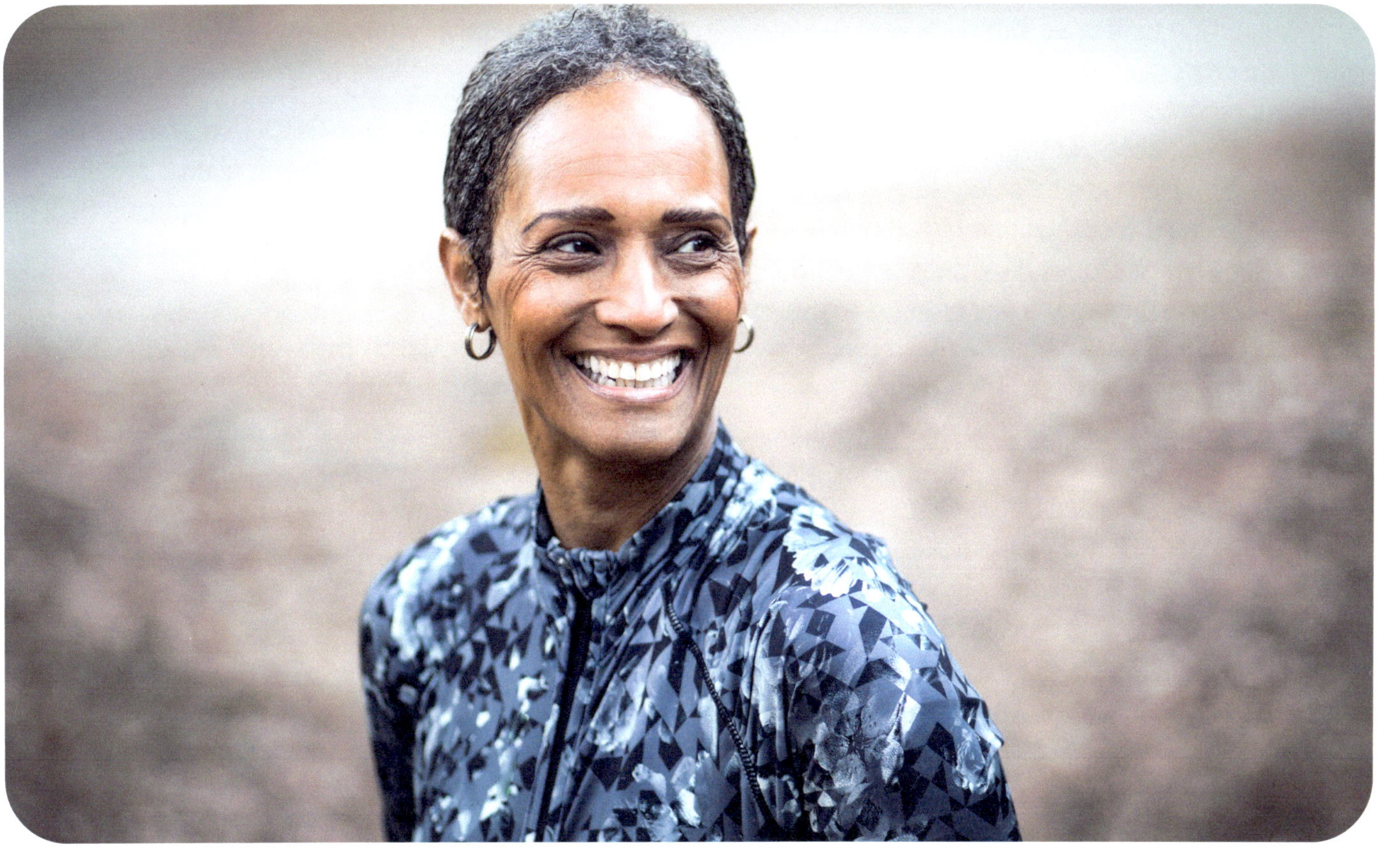

Le lymphome médiastinal primitif à grandes cellules B (LMPGCB) est un type de lymphome diffus à grandes cellules B (LDGCB) qui se développe dans la zone située derrière le sternum, appelée médiastin. Au microscope, le LMPGCB ressemble à la fois au LDGCB et au lymphome de Hodgkin (LH). Le traitement consiste à utiliser les mêmes options de traitement systémique que celles utilisées pour le LDGCB. Ensemble, vous et votre équipe soignante choisirez un plan de traitement qui vous convient.

Vue d'ensemble

Le lymphome médiastinal primitif à grandes cellules B (LMPGCB) est un type de lymphome diffus à grandes cellules B marqué par la prolifération de tissus lymphatiques fibreux (cicatriciels). Une tumeur se forme souvent derrière le sternum, provoquant une toux, un essoufflement ou un gonflement dans la tête et le cou, en raison de la pression exercée par la tumeur sur la trachée et les veines principales situées au-dessus du cœur. On peut également constater une hypertrophie des ganglions lymphatiques dans cette zone. Le LMPGCB peut se propager à des organes et tissus tels que les poumons, le péricarde (sac entourant le cœur), le foie, le tube digestif, les ovaires, les glandes surrénales et le système nerveux central.

Le LMPGCB est CD19+, CD20+, CD22+, CD21-, IRF4/MUM1+ et CD23+ avec une expression variable de BCL2 et BCL6. Les chromosomes anormaux sont fréquents dans les LMPGCB.

L'examen par un spécialiste en hématopathologie est essentiel pour confirmer le diagnostic de LMPGCB.

Traitement

Les options de traitement comprennent :

- 6 cycles d'étoposide à dose ajustée (Etopophos), prednisone, vincristine, cyclophosphamide et doxorubicine (EPOCH) avec rituximab (DA-EPOCH-R)
- 4 à 6 cycles de rituximab, cyclophosphamide, doxorubicine, vincristine et prednisone (RCHOP).

Une TEP/TDM sera effectuée après le traitement pour déterminer à nouveau le stade de votre cancer. Une partie de la tumeur a tendance à demeurer après le traitement et une TEP/TDM aidera à trouver toute masse résiduelle. Une biopsie peut être pratiquée.

Après une réponse complète

- Après le DA-EPOCH-R, vous entrerez dans une phase d'observation.
- Après 6 cycles de R-CHOP, une ISRT est préférable. La radiothérapie du site impliqué (ISRT) traite le cancer qui se trouve dans ou près des ganglions lymphatiques.
- Après 4 cycles de R-CHOP, vous aurez un traitement de consolidation avec 3 cycles d'ifosfamide, carboplatine et étoposide (ICE). Le rituximab peut être ajouté.

Après une réponse partielle ou une progression du cancer

En cas de réponse partielle ou de progression du cancer, la biopsie sera répétée. Si le cancer persiste, un traitement par ISRT peut être administré ou l'un des traitements suivants :

- Pembrolizumab
- Nivolumab avec ou sans brentuximab vedotin
- Ou un traitement indiqué au chapitre 5 : Rechute et maladie réfractaire au traitement

Tests de suivi

Après une réponse complète (rémission), vous serez surveillé(e) pour détecter une éventuelle rechute à l'aide des examens suivants :

- Un examen physique, un examen des antécédents médicaux et des analyses sanguines tous les 3 à 6 mois pendant 5 ans. Après 5 ans, ces examens seront effectués une fois par an ou selon les besoins.

Imagerie de surveillance pour suivre les personnes sans symptômes (asymptomatiques). Elle comprend une TDM thoraco-abdomino-pelvienne tous les 6 mois pendant 2 ans maximum. Après 2 ans, les examens d'imagerie seront effectués selon les besoins.

Rechute ou maladie réfractaire au traitement

Un cancer qui revient est appelé une rechute. Lorsque le LDGCB progresse malgré le traitement, il est dit réfractaire.

Les options de traitement comprennent :

- Pembrolizumab (après 2 lignes de traitement antérieures ou plus)
- Nivolumab avec ou sans brentuximab vedotin
- Ou un traitement indiqué au chapitre 5 : Rechute et maladie réfractaire au traitement.
- Traitement par cellules CAR-T avec axicabtagène ciloleucel (après 2 lignes de traitement systémique antérieures ou plus)
- Le tisagenlecleucel n'est pas approuvé par la FDA pour le lymphome médiastinal primitif à grandes cellules B en rechute ou réfractaire.

Médiastin

Les lymphomes médiastinaux sont des excroissances situées dans la zone du thorax qui sépare les poumons, appelée médiastin. Dans le cas du lymphome médiastinal primitif à grandes cellules B (LMPGCB), une tumeur se forme souvent derrière le sternum.

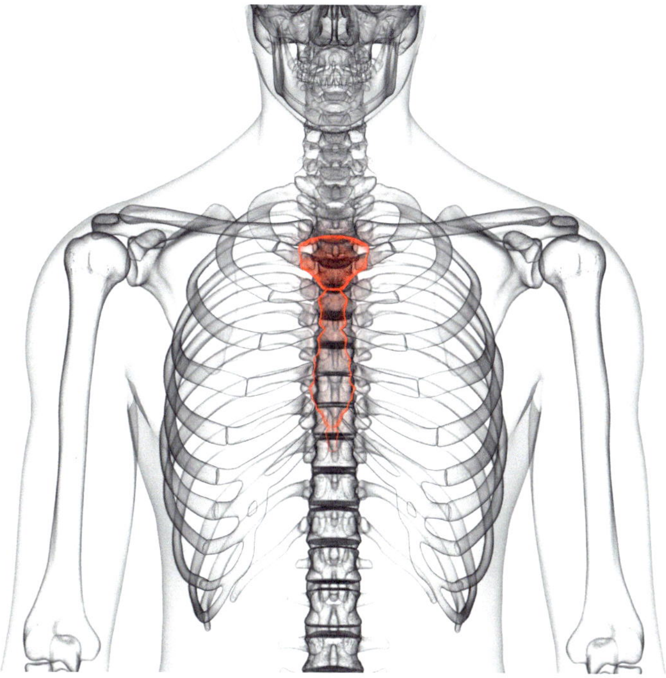

Points clés

- Le lymphome médiastinal primitif à grandes cellules B (LMPGCB) est un type de lymphome diffus à grandes cellules B. Les lymphomes médiastinaux sont des excroissances qui se développent dans l'organisme.
- Les lymphomes médiastinaux sont des excroissances situées dans la zone du thorax qui sépare les poumons, appelée médiastin.
- Dans le cas du LMPGCB, la croissance excessive d'un tissu lymphatique cicatriciel forme une tumeur, le plus souvent derrière le sternum.
- Le traitement consiste en une combinaison de traitements systémiques couramment utilisés pour le LDGCB.

If you have any religious or personal beliefs about certain kinds of treatment, share them with your care team.

9

Lymphomes à cellules B de haut grade

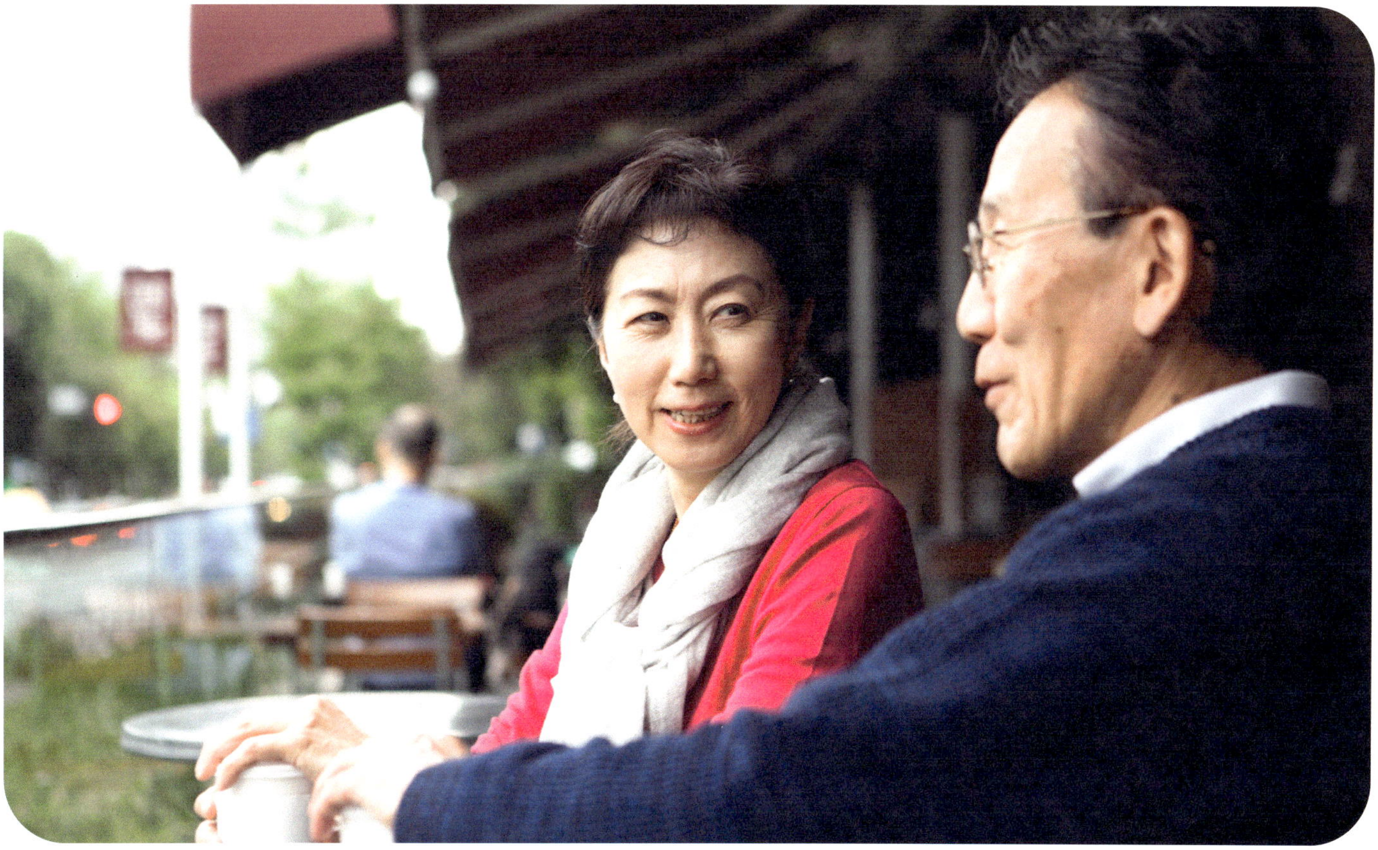

Les lymphomes à cellules B de haut grade (LBHG) sont des tumeurs très agressives et à croissance rapide. Ce chapitre fournit des informations sur les LBHG avec réarrangements MYC et BCL2 et/ou BLC6 (LBHG, R) et les LBHG, sans autre spécificité (LBHG, NOS). Ensemble, vous et votre équipe soignante choisirez un plan de traitement qui vous convient.

Il existe actuellement deux types de lymphomes à cellules B de haut grade (LBHG) :

- Le LBHG avec réarrangements *MYC* et *BCL2* et/ou *BCL6* (LBHG, R)
- Le LBHG, sans autre spécificité (LBHG, NOS)

Les schémas thérapeutiques suivants sont potentiellement toxiques. Votre indice de performance (PS) et d'autres problèmes de santé seront pris en considération avant de les prescrire :

- R-HyperCVAD (rituximab, cyclophosphamide, vincristine, doxorubicine et dexaméthasone en alternance avec de fortes doses de méthotrexate et cytarabine)
- R-CODOX-M/R-IVAC (rituximab, cyclophosphamide, vincristine, doxorubicine et méthotrexate en alternance avec rituximab, ifosfamide, étoposide et cytarabine)

Pour les options de traitement des rechutes et des maladies réfractaires, reportez-vous au chapitre 5 : Rechute et maladie réfractaire au traitement

Avec translocations de *MYC* et *BCL2* et/ou *BCL6*

Le lymphome à cellules B de haut grade avec translocations de *MYC* et *BCL2* ou *BCL6* est appelé lymphome « double-hit » (LBHG-DH).

Le lymphome à cellules B de haut grade avec translocations de *MYC*, *BCL2*, et *BCL6* est appelé lymphome « triple-hit » (LBHG, TH).

Les options de traitement comprennent :

- Essai clinique (recommandé)
- ISRT (privilégiée pour une maladie localisée)
- RCHOP
- DA-EPOCH-R

Sans autre spécificité

Les lymphomes à cellules B de haut grade, sans autre spécificité (ou LBHG, NOS) sont dépourvus de réarrangements de *MYC* et *BCL2* et/ou *BCL6*. Ils regroupent les tumeurs qui ne peuvent pas être classées dans d'autres sous-types bien définis de LDGCB.

Les options de traitement comprennent :

- Essai clinique (recommandé)
- ISRT pour les maladies à un stade précoce
- R-CHOP
- RCHOP
- DA-EPOCH-R

Les schémas thérapeutiques suivants sont potentiellement toxiques. Votre indice de performance (PS) et d'autres problèmes de santé seront pris en considération avant de les prescrire :

- R-HyperCVAD (rituximab, cyclophosphamide, vincristine, doxorubicine et dexaméthasone en alternance avec de fortes doses de méthotrexate et cytarabine)
- R-CODOX-M/R-IVAC (rituximab, cyclophosphamide, vincristine, doxorubicine et méthotrexate en alternance avec rituximab, ifosfamide, étoposide et cytarabine)

Pour les options de traitement des rechutes et des maladies réfractaires, reportez-vous au chapitre 5 : Rechute et maladie réfractaire au traitement.

Vous avez besoin d'aide pour payer vos médicaments ou votre traitement ?

Demandez à votre équipe de soins quelles sont les options qui s'offrent à vous.

Points clés

- Les lymphomes à cellules B de haut grade (LBHG) sont des tumeurs agressives et à croissance rapide.
- Le lymphome à cellules B de haut grade avec translocations de *MYC* et *BCL2* ou *BCL6* est appelé lymphome « double-hit » (LBHG-DH).
- Le lymphome à cellules B de haut grade avec translocations de *MYC*, *BCL2*, et *BCL6* est appelé lymphome « triple-hit » (LBHG, TH).
- Le lymphome à cellules B de haut grade, sans autre spécificité (LBHG, NOS) est dépourvu de réarrangement de *MYC* et *BCL2* et/ou *BCL6*.
- Un essai clinique est recommandé pour ces types de lymphomes diffus à grandes cellules B. D'autres options de traitement systémique sont disponibles.

10

Prendre des décisions thérapeutiques

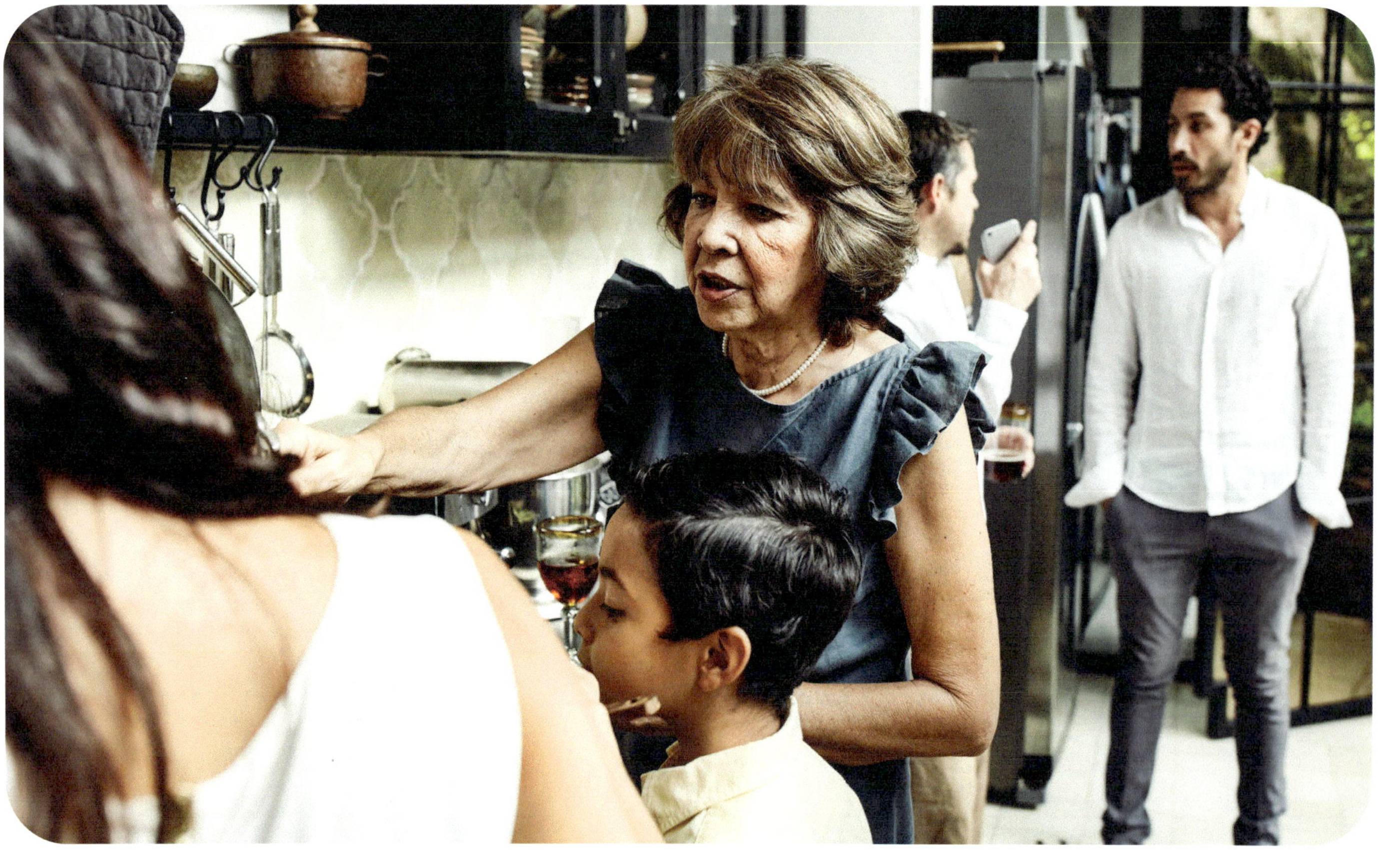

Il est primordial que vous soyez à l'aise avec le traitement choisi. Cette décision implique une conversation franche et honnête avec votre équipe soignante.

Le choix vous appartient

Dans le cadre d'une prise de décision partagée, vous échangez des informations avec vos médecin, discutez des options et convenez d'un plan de traitement. Cela commence par une conversation franche et honnête entre vous et votre médecin.

Les décisions relatives au traitement sont très personnelles. Ce qui est important pour vous ne l'est pas forcément pour quelqu'un d'autre.

Certains éléments peuvent être déterminants lors de votre prise de décision :

- Ce que vous voulez et en quoi cela peut différer de ce que les autres veulent
- Vos croyances religieuses et spirituelles
- Vos ressentis à l'égard de certains traitements comme la chirurgie ou la chimiothérapie
- Vos ressentis concernant la douleur ou les effets indésirables tels que les nausées et les vomissements
- Le coût du traitement, les déplacements vers les centres anticancéreux et les absences de l'école ou du travail
- La qualité et la durée de vie
- Votre degré d'activité et les activités qui sont importantes pour vous

Réfléchissez à ce que vous attendez du traitement. Discutez ouvertement des risques et des avantages de certains traitements et certaines procédures. Évaluez les options et partagez vos inquiétudes avec votre médecin. Si vous prenez le temps d'établir une relation de confiance avec votre médecin, vous vous sentirez soutenu(e) lors de l'examen des options et de la décision thérapeutique.

Deuxième avis

Il est normal de vouloir commencer le traitement le plus tôt possible. Même si le cancer ne peut être ignoré, vous pouvez demander à un autre médecin d'examiner les résultats de vos examens et de vous proposer un plan de traitement. Il s'agit d'obtenir un deuxième avis, et c'est une démarche normale dans la prise en charge du cancer. Même les médecins demandent un deuxième avis !

Comment vous préparer au mieux ?

- Vérifiez auprès de votre compagnie d'assurance quelles sont ses règles en matière de deuxième avis. Il se peut que vous ayez à débourser des frais pour consulter des médecins qui ne font pas partie de votre régime d'assurance.
- Faites en sorte que des copies de tous vos dossiers soient envoyées au médecin que vous consulterez pour un deuxième avis.

Groupes de soutien

De nombreuses personnes ayant reçu un diagnostic de cancer jugent les groupes de soutien utiles. Les groupes de soutien comprennent souvent des personnes à différents stades du traitement. Certaines personnes viennent d'être diagnostiquées, d'autres ont terminé leur traitement. Si votre hôpital ou votre communauté ne dispose pas de groupes de soutien pour les personnes atteintes d'un cancer, consultez les sites Internet indiqués dans cet ouvrage.

Questions à poser

Vous trouverez dans les pages qui suivent une liste de questions à poser à vos médecins. N'hésitez pas à utiliser ces questions ou à formuler les vôtres. Définissez clairement vos objectifs thérapeutiques et renseignez-vous sur ce que vous pouvez attendre du traitement.

Questions à poser sur les examens et le diagnostic

1. De quel sous-type de LDGCB suis-je atteint(e) ? Qu'est-ce que cela signifie en matière de pronostic et d'options thérapeutiques ?
2. Quels sont les examens nécessaires ? Quels autres examens recommandez-vous ?
3. Dans combien de temps vais-je connaître les résultats et qui me les expliquera ?
4. Où les examens auront-ils lieu ? Combien de temps les examens vont-ils durer ?
5. Existe-t-il un centre anticancéreux ou un hôpital à proximité spécialisé dans mon sous-type de LDGCB ?
6. Comment dois-je me préparer aux examens ?
7. Pourriez-vous me donner une copie du rapport de pathologie et des autres résultats des examens ?
8. Qui me présentera les prochaines étapes ? Quand ?
9. Vais-je commencer le traitement avant d'avoir les résultats des examens ?
10. Vais-je effectuer une biopsie ? De quel type ? Quelles mesures seront prises pour assurer mon confort ?
11. À quelle fréquence les analyses de sang seront-elles effectuées ?
12. Combien de temps faudra-t-il pour obtenir les résultats de ces analyses ?

Questions à poser à votre équipe soignante sur son expérience

1. Quelle est votre expérience dans le traitement du LDGCB ?
2. Quelle est l'expérience des membres de votre équipe ?
3. Traitez-vous uniquement le LDGCB ? Quelles autres maladies traitez-vous ?
4. J'aimerais avoir un deuxième avis. Pouvez-vous me recommander quelqu'un ? Qui peut m'aider à rassembler tous les documents pour un deuxième avis ?
5. J'aimerais qu'un autre pathologiste ou hématopathologiste examine mes échantillons de sang. Pouvez-vous me recommander quelqu'un ?
6. Combien de patients comme moi (du même âge, du même sexe, de la même origine ethnique) avez-vous traités ?
7. Allez-vous consulter des experts pour discuter de mes soins ? Qui allez-vous consulter ?
8. Combien de procédures comme celle que vous recommandez avez-vous pratiquées ?
9. Ce traitement représente-t-il une part importante de votre pratique ?
10. À quelle fréquence faut-il s'attendre à une complication ? Quelles sont les complications ?
11. Qui s'occupera de mes soins quotidiens ?

Questions à poser sur les options

1. Que se passera-t-il si je ne fais rien ?
2. Comment mon âge, mon état de santé général et d'autres facteurs influencent-ils mes options ?
3. Que se passe-t-il si je suis enceinte ? Que se passe-t-il si je prévois de tomber enceinte dans un avenir proche ?
4. Pourrais-je bénéficier d'une greffe de cellules souches ?
5. Pourrais-je participer à un essai clinique ? Puis-je rejoindre un essai clinique à tout moment ?
6. Quelle option s'est avérée la plus efficace pour mon cancer, mon âge et d'autres facteurs de risque ?
7. Quelles sont les complications et les effets indésirables possibles ?
8. Y a-t-il une option qui permet de contrôler le cancer à long terme ? Les chances sont-elles meilleures pour une option que pour une autre ? Moins chronophages ? Moins coûteuses ?
9. Quelles décisions doivent être prises aujourd'hui ? Combien de temps ai-je pour décider du traitement ?
10. Y a-t-il un travailleur social ou quelqu'un d'autre qui peut m'aider à décider ?
11. Y a-t-il un hôpital ou un centre de traitement que vous pouvez recommander pour le traitement ? Puis-je aller dans un hôpital pour la radiothérapie et dans un autre centre pour le traitement systémique ?

Questions à poser sur le traitement

1. Quels sont mes choix de traitement ? Quels sont les avantages et les risques ? Quel traitement recommandez-vous et pourquoi ?
2. L'ordre du traitement a-t-il une importance ?
3. Devrai-je aller à l'hôpital ou ailleurs pour mon traitement ? À quelle fréquence ? Quelle est la durée de chaque visite ? Devrai-je passer la nuit à l'hôpital ou organiser mon déplacement ?
4. Ai-je le choix de la date du début de traitement ? Puis-je choisir les jours et les horaires du traitement ? Dois-je venir accompagné(e) ?
5. Puis-je arrêter le traitement à tout moment ? Que se passera-t-il si j'arrête le traitement ?
6. Combien ce traitement va-t-il me coûter ? Quelle sera la part prise en charge par mon assurance pour ce traitement ? Existe-t-il des programmes pour m'aider à payer le traitement ?
7. Devrai-je m'absenter du travail ou de l'école ? Pourrai-je conduire ? Quand pourrai-je reprendre mes activités normales ?
8. Comment saurez-vous si le traitement a fonctionné ? Comment le saurai-je ?
9. Que faut-il faire pour prévenir ou soulager les effets indésirables de ce traitement ?
10. Ce traitement a-t-il des effets indésirables pouvant engager le pronostic vital ? Comment serai-je surveillé(e) ?
11. Quelles sont les probabilités que mon cancer revienne après ce traitement ? Comment sera-t-il traité s'il revient ?
12. Quelles sont les probabilités de développer un autre cancer plus tard ?

Questions à poser sur la radiothérapie

1. Quel type de radiothérapie (RT) vais-je recevoir ?
2. Que ciblerez-vous ?
3. Quel est l'objectif de cette radiothérapie ?
4. De combien de séances de traitement aurai-je besoin ? Pouvez-vous faire un traitement de radiothérapie plus court ?
5. Réalisez-vous ce type de radiothérapie ici ? Si non, pouvez-vous m'orienter vers un praticien ?
6. À quels effets indésirables de la RT dois-je m'attendre ?
7. Dois-je manger ou boire avant la RT ?
8. Recevrai-je des médicaments des médicaments pour m'aider à me détendre pendant la RT ?
9. Quels vêtements dois-je porter ?

Questions à poser sur la chirurgie

1. Qu'est-ce qui sera retiré pendant la chirurgie ? Quelles seront les conséquences sur mon rétablissement ?
2. Quel type d'intervention chirurgicale vais-je subir ? Vais-je devoir subir plus d'une intervention ?
3. Mon cancer touche-t-il des veines ou des artères ? Comment cela peut-il affecter la chirurgie ?
4. Combien de temps me faudra-t-il pour me remettre de l'intervention ? Quand pourrai-je reprendre le travail ?
5. Quelle sera l'intensité de ma douleur ? Quelles mesures seront prises pour gérer ma douleur ?
6. Quelle est la probabilité que cette chirurgie réduise ma durée de vie ?
7. À quels effets indésirables de la chirurgie dois-je m'attendre ? Quelles sont les complications possibles de cette intervention ?
8. Quel traitement vais-je recevoir avant, pendant ou après l'intervention ? Quel est l'effet de ce traitement ?

Questions à poser sur les effets indésirables

1. Quels sont les effets indésirables du traitement ?
2. Quels sont les effets indésirables du LDGCB ?
3. Combien de temps ces effets indésirables vont-ils durer ? Certains effets indésirables s'atténuent-ils ou s'aggravent-ils avec le temps ?
4. Quels sont les effets indésirables que je dois surveiller ? Quels sont les effets indésirables attendus et ceux qui peuvent engager le pronostic vital ?
5. Quand dois-je appeler le médecin ? Puis-je envoyer un SMS ? Que dois-je faire le week-end et en dehors des heures de bureau ?
6. Dans quel service d'urgence dois-je me rendre ? Mon équipe de traitement sera-t-elle en mesure de communiquer avec l'équipe des urgences ?
7. Quels médicaments puis-je prendre pour prévenir ou soulager les effets indésirables ?
8. Allez-vous arrêter le traitement ou le modifier en cas d'effets indésirables ? Que recherchez-vous ?
9. Que puis-je faire pour atténuer ou prévenir les effets indésirables ? Que pourrez-vous faire ?
10. Quels médicaments peuvent aggraver les effets indésirables du traitement ?
11. Quels sont les effets indésirables permanents probables du traitement ?

Questions à poser sur les essais cliniques

1. Quels essais cliniques sont disponibles pour mon type de cancer ?
2. Quels sont les traitements utilisés dans l'essai clinique ?
3. Quel est l'effet du traitement ?
4. Le traitement a-t-il déjà été utilisé auparavant ? A-t-il été utilisé pour d'autres types de lymphomes ?
5. Quels sont les risques et les avantages de ce traitement ?
6. À quels effets indésirables dois-je m'attendre ? Comment les effets indésirables seront-ils contrôlés ?
7. Combien de temps vais-je rester dans l'essai clinique ?
8. Pourrai-je recevoir d'autres traitements si celui-ci ne fonctionne pas ?
9. Comment saurez-vous que le traitement est efficace ?
10. L'essai clinique me coûtera-t-il quelque chose ? Si oui, combien ?
11. Comment puis-je me renseigner sur les essais cliniques auxquels je peux participer ? Existe-t-il des sources en ligne que je peux consulter ?

Questions à poser sur les greffes de cellules souches

1. Quel type de greffe de cellules souches est une option pour moi ?
2. Que dois-je faire pour m'y préparer ?
3. Que ferez-vous pour m'y préparer ?
4. Quels sont les risques pour moi et/ou pour le donneur ?
5. Comment la greffe affectera-t-elle mon pronostic ?
6. Comment la greffe affectera-t-elle ma qualité/durée de vie ?
7. Que dois-je attendre d'une greffe de cellules souches sanguines ?
8. Combien de temps dois-je m'attendre à rester à l'hôpital ?
9. Comment vais-je me sentir avant, pendant et après la greffe ?
10. Combien de greffes de cellules souches ce centre a-t-il réalisées pour mon sous-type de LDGCB ?
11. Quel est mon risque de développer une réaction du greffon contre l'hôte ?

Ressources

American Association for Cancer Research (AACR)
aacr.org

American Cancer Society (ACS)
cancer.org/cancer/non-hodgkin-lymphoma/treating/b-cell-lymphoma.html

Be The Match®
bethematch.org

Blood & Marrow Transplant Information Network (BMT InfoNet)
bmtinfonet.org

CancerCare
cancercare.org/diagnosis/lymphoma

Cancer Support Community
cancersupportcommunity.org/living-cancer

Chemocare
chemocare.com

Leukemia & Lymphoma Society
lls.org/PatientSupport

Lymphoma Research Foundation
lymphoma.org/aboutlymphoma/nhl/dlbcl/

MedlinePlus
medlineplus.gov

MyHealthTeam
mylymphomateam.com

My Survival Story
mysurvivalstory.org

National Bone Marrow Transplant Link
nbmtlink.org

National Cancer Institute (NCI)
cancer.gov/types/lymphoma/patient/adult-nhl-treatment-pdq

National Coalition for Cancer Survivorship
canceradvocacy.org/toolbox

National Financial Resource Directory - Patient Advocate Foundation
patientadvocate.org/explore-our-resources/national-financial-resource-directory/

National Hospice and Palliative Care Organization
nhpco.org/patients-and-caregivers

OncoLink
oncolink.org

Patient Access Network Foundation
panfoundation.org

Radiological Society of North America
radiologyinfo.org

Testing.com
testing.com

Mots clés

acide désoxyribonucléique (ADN)
Chaîne de produits chimiques dans les cellules contenant des instructions codées pour fabriquer et contrôler les cellules.

analyse des biomarqueurs
Analyse en laboratoire de toute molécule présente dans votre corps pouvant être mesurée pour évaluer votre santé. Également appelée analyse moléculaire.

antigène leucocytaire humain (HLA)
Protéine cellulaire grâce à laquelle votre organisme distingue ses propres cellules des cellules étrangères.

aspiration de la moelle osseuse
Procédure visant à prélever un échantillon liquide de moelle osseuse pour le soumettre à des tests de dépistage.

aspiration à l'aiguille fine (FNA)
Procédure visant à prélever des échantillons de tissus à l'aide d'une aiguille très fine.

bilan métabolique complet (BMC)
Permet de tester jusqu'à 14 substances chimiques dans votre sang.

biopsie au trocart
Procédure visant à prélever des échantillons de tissus à l'aide d'une aiguille creuse. Également appelée biopsie par forage.

biopsie de la moelle osseuse
Procédure visant à prélever des échantillons d'os et de moelle osseuse solide pour les soumettre à des tests de dépistage.

biopsie
Procédure visant à prélever des échantillons de tissus ou de liquides pour les soumettre à des tests de dépistage.

cancer réfractaire
Cancer qui ne s'améliore pas avec le traitement.

caryotype
Test de laboratoire qui établit une carte des chromosomes pour trouver des anomalies.

chimiothérapie
Médicaments anticancéreux qui interrompent le cycle de vie des cellules afin qu'elles ne se multiplient plus.

chromosome
Structure à l'intérieur des cellules qui contient des instructions codées pour le comportement cellulaire.

contraste
Substance introduite dans votre corps pour rendre les images plus précises lors des examens d'imagerie.

cytogénétique
Étude des chromosomes à l'aide d'un microscope.

cytométrie de flux
Analyse en laboratoire de substances présentes à la surface des cellules pour identifier le type de cellules présentes.

différentiel
Test de laboratoire permettant de déterminer le nombre de globules blancs de chaque type.

effet indésirable
Réponse physique ou émotionnelle anormale ou désagréable à un traitement.

essai clinique
Type de recherche qui évalue des examens de santé ou des traitements.

examen d'imagerie
Examen qui permet de prendre des photos (clichés) de l'intérieur du corps.

ganglion lymphatique
Petite structure en forme de haricot qui combat les maladies.

globule blanc
Type de cellule sanguine qui aide à combattre les infections dans l'organisme. Également appelé leucocyte.

globule rouge
Type de cellule sanguine qui transporte l'oxygène des poumons vers le reste du corps. Également appelé érythrocyte.

greffe de cellules hématopoïétiques (GCH)
Traitement contre le cancer consistant à remplacer les cellules souches sanguines anormales par des cellules saines. Également appelée greffe de cellules souches (GCS) ou greffe de moelle osseuse (GMO).

greffe de cellules souches (GSC)
Traitement contre le cancer consistant à remplacer les cellules souches sanguines anormales par des cellules saines. Également appelée greffe de cellules hématopoïétiques (GCH) ou greffe de moelle osseuse (GMO).

greffe de cellules souches allogénique
Traitement contre le cancer consistant à remplacer les cellules souches sanguines anormales par les cellules saines d'un donneur.

greffe de cellules souches autologue
Traitement contre le cancer consistant à détruire votre moelle osseuse puis à la reconstruire avec vos cellules souches saines. Également appelé traitement à haute dose suivi d'un sauvetage par cellules souches autologues (HDT/ASCR).

gène
Ensemble d'instructions codées dans les cellules pour fabriquer de nouvelles cellules et contrôler le comportement cellulaire.

histologie
Étude des tissus et des cellules au microscope.

hybridation in situ (HIS)
Test de laboratoire permettant de déterminer le nombre d'un gène.

hybridation in situ en fluorescence (FISH)
Test de laboratoire qui utilise des colorants spéciaux pour rechercher des chromosomes et des gènes anormaux.

hématopathologiste
Médecin spécialisé dans l'étude des maladies et des cancers du sang à l'aide d'un microscope.

hémogramme complet (HC)
Test de laboratoire qui comprend le comptage des cellules sanguines.

imagerie par résonance magnétique (IRM)
Examen qui utilise des ondes radio et des aimants puissants pour obtenir des images de l'intérieur du corps.

immunohistochimie (IHC)
Test de laboratoire sur des cellules cancéreuses pour trouver des traits cellulaires spécifiques impliqués dans la croissance anormale des cellules.

immunophénotypage
Test de laboratoire qui détecte le type de cellules présentes selon les protéines de surface des cellules.

induction
Premier traitement administré pour réduire considérablement la quantité de cancer.

lactate déshydrogénase (LDH)
Protéine présente dans le sang qui contribue à la production d'énergie dans les cellules.

lymphadénopathie
Ganglions lymphatiques dont la taille ou la consistance est anormale.

lymphe
Liquide clair contenant des globules blancs.

lymphome de haut grade
Type de lymphome qui se développe et se propage rapidement et qui provoque de graves symptômes.

lymphome médiastinal primitif à grandes cellules B (LMPGCB)
Type de LDGCB à croissance rapide qui se développe à partir de cellules B dans le médiastin (la zone située derrière le sternum).

lymphomes de la zone grise
Type de lymphome diffus à grandes cellules B (LDGCB) présentant des caractéristiques intermédiaires entre le LDGCB et le lymphome de Hodgkin classique (LHc).

lymphomes « double-hit »
Lymphomes à cellules B de haut grade avec translocations de *MYC* et *BCL2* ou *BCL6*.

lymphomes « triple-hit »
Lymphomes à cellules B de haut grade avec translocations de *MYC*, *BCL2* et *BCL6*.

lymphœdème
Gonflement du corps dû à l'accumulation d'un liquide appelé lymphe.

meilleurs soins de soutien
Traitement pour améliorer la qualité de vie et soulager l'inconfort.

moelle osseuse
Tissu spongieux situé au cœur de la plupart des os.

morphologie
Science de la forme et de la structure des organismes.

mutation
Changement anormal des instructions à l'intérieur des cellules pour la fabrication et le contrôle des cellules.

pathologiste
Médecin spécialisé dans l'analyse des cellules et des tissus pour dépister des maladies.

plaquette
Type de cellule sanguine qui aide à contrôler les saignements. Également appelée thrombocyte.

ponction lombaire (PL)
Procédure qui consiste à prélever du liquide rachidien à l'aide d'une aiguille. Également appelée rachicentèse.

pronostic
L'évolution et l'issue d'une maladie.

radiothérapie (RT)
Traitement qui utilise des rayonnements à haute énergie.

radiothérapie du site impliqué (ISRT)
Utilise la radiothérapie pour traiter le cancer présent dans les ganglions lymphatiques ou à proximité (maladie ganglionnaire)

rechute
Retour ou aggravation d'un cancer après une période d'amélioration.

réaction en chaîne par polymérase (PCR)
Processus de laboratoire dans lequel des copies d'une partie de l'ADN sont faites.

récidive
Retour d'un cancer après une période sans cancer.

récupération
Période sans traitement pour permettre au nombre de cellules sanguines de revenir à la normale.

réponse complète
Aucun signe de lymphome n'est décelé. Également appelée rémission complète.

réponse partielle
Le lymphome est toujours présent, mais sa taille a diminué.

sang périphérique
Sang qui circule dans tout le corps.

soins de soutien
Traitement des symptômes ou des problèmes de santé causés par le cancer ou le traitement du cancer. Parfois appelés soins palliatifs ou meilleurs soins de soutien.

surveillance
Période d'examens permettant de détecter des changements dans l'état du cancer.

syndrome de lyse tumorale (SLT)
Pathologie provoquée lorsque les déchets libérés par les cellules mortes ne sont pas rapidement éliminés de votre corps.

système immunitaire
Défense naturelle de l'organisme contre les infections et les maladies.

système lymphatique
Réseau de tissus et d'organes luttant contre les germes, qui comprend la moelle osseuse, la rate, le thymus, les ganglions lymphatiques et les vaisseaux lymphatiques. Partie du système immunitaire.

tomodensitométrie (TDM)
Examen qui utilise des rayons X sous plusieurs angles pour obtenir une image de l'intérieur du corps.

tomographie par émission de positrons (TEP)
Examen qui utilise un matériau radioactif pour voir la forme et le fonctionnement de parties du corps.

Contributeurs du NCCN

Ce guide patient est basé sur les NCCN Clinical Practice Guidelines in Oncology (NCCN Guidelines®) pour les lymphomes à cellules B, version 4.2022. Il a été adapté, révisé et publié avec l'aide des personnes suivantes :

Dorothy A. Shead, MS
Senior Director
Patient Information Operations

Tanya Fischer, MEd, MSLIS
Senior Medical Writer

Susan Kidney
Senior Graphic Design Specialist

Les NCCN Clinical Practice Guidelines in Oncology (NCCN Guidelines®) pour les lymphomes à cellules B 4.2022 ont été élaborées par les membres du groupe d'experts du NCCN suivants :

Andrew D. Zelenetz, MD, PhD/Chair
Memorial Sloan Kettering Cancer Center

Leo I. Gordon, MD/Vice Chair
Robert H. Lurie Comprehensive Cancer Center of Northwestern University

Jeremy S. Abramson, MD
Massachusetts General Hospital Cancer Center

Ranjana H. Advani, MD
Stanford Cancer Institute

Nancy L. Bartlett, MD
Siteman Cancer Center at Barnes-Jewish Hospital and Washington University School of Medicine

L. Elizabeth Budde, MD, PhD
City of Hope National Medical Center

Paolo F. Caimi, MD
Case Comprehensive Cancer Center/University Hospitals Seidman Cancer Center and Cleveland Clinic Taussig Cancer Institute

Julie E. Chang, MD
University of Wisconsin Carbone Cancer Center

Beth Christian, MD
The Ohio State University Comprehensive Cancer Center - James Cancer Hospital and Solove Research Institute

Sven De Vos, MD, PhD
UCLA Jonsson Comprehensive Cancer Center

Bhagirathbhai Dholaria, MD
Vanderbilt-Ingram Cancer Center

Bita Fakhri, MD
UCSF Helen Diller Family Comprehensive Cancer Center

Luis E. Fayad, MD
The University of Texas MD Anderson Cancer Center

Thomas M. Habermann, MD
Mayo Clinic Cancer Center

Muhammad Saad Hamid, MD
St. Jude Children's Research Hospital/ The University of Tennessee Health Science Center

Francisco Hernandez-Ilizaliturri, MD
Roswell Park Comprehensive Cancer Center

Boyu Hu, MD
Huntsman Cancer Institute at the University of Utah

Mark S. Kaminski, MD
University of Michigan Rogel Cancer Center

Christopher R. Kelsey, MD
Duke Cancer Institute

Nadia Khan, MD
Fox Chase Cancer Center

Rebecca King, MD
Mayo Clinic Cancer Center

Susan Krivacic, MPAff
Consultant

Ann S. LaCasce, MD
Dana-Farber/Brigham and Women's Cancer Center

Megan Lim, MD, PhD
Abramson Cancer Center at the University of Pennsylvania

Mayur Narkhede, MD
O'Neal Comprehensive Cancer Center at UAB

Rachel Rabinovitch, MD
University of Colorado Cancer Center

Praveen Ramakrishnan, MD, MS
UT Southwestern Simmons Comprehensive Cancer Center

Erin Reid, MD
UC San Diego Moores Cancer Center

Kenneth B. Roberts, MD
Yale Cancer Center/Smilow Cancer Hospital

Hayder Saeed, MD
Moffitt Cancer Center

Stephen D. Smith, MD
Fred Hutchinson Cancer Research Center/ Seattle Cancer Care Alliance

Jakub Svoboda, MD
Abramson Cancer Center University of Pennsylvania

Lode J. Swinnen, MB, ChB
The Sidney Kimmel Comprehensive Cancer Center at Johns Hopkins

Joseph Tuscano, MD
UC Davis Comprehensive Cancer Center

Julie M. Vose, MD, MBA
Fred & Pamela Buffett Cancer Center

Personnel du NCCN

Mary Dwyer, MS

Hema Sundar, PhD

* A révisé ce guide patient. Pour les déclarations d'intérêt, rendez-vous sur NCCN.org/disclosures.

Centres de lutte contre le cancer du NCCN

Abramson Cancer Center
at the University of Pennsylvania
Philadelphie, Pennsylvanie
+1 800.789.7366 • pennmedicine.org/cancer

Case Comprehensive Cancer Center/
University Hospitals Seidman Cancer
Center and Cleveland Clinic Taussig Cancer
Institute
Cleveland, Ohio
+1 800.641.2422 • UH Seidman Cancer Center
uhhospitals.org/services/cancer-services
+1 866.223.8100 • CC Taussig Cancer Institute
my.clevelandclinic.org/departments/cancer
+1 216.844.8797 • Case CCC
case.edu/cancer

City of Hope National Medical Center
Los Angeles, Californie
+1 800.826.4673 • cityofhope.org

Dana-Farber/Brigham and Women's Cancer
Center | Massachusetts General Hospital
Cancer Center
Boston, Massachusetts
+1 617.732.5500 • youhaveus.org
+1 617.726.5130
massgeneral.org/cancer-center

Duke Cancer Institute
Durham, Caroline du Nord
+1 888.275.3853 • dukecancerinstitute.org

Fox Chase Cancer Center
Philadelphie, Pennsylvanie
+1 888.369.2427 • foxchase.org

Fred & Pamela Buffett Cancer Center
Omaha, Nebraska
+1 402.559.5600 • unmc.edu/cancercenter

Fred Hutchinson Cancer
Research Center/Seattle
Cancer Care Alliance
Seattle, Washington
+1 206.606.7222 • seattlecca.org
+1 206.667.5000 • fredhutch.org

Huntsman Cancer Institute
at the University of Utah
Salt Lake City, Utah
+1 800.824.2073 • huntsmancancer.org

Indiana University
Melvin and Bren Simon
Comprehensive Cancer Center
Indianapolis, Indiana
+1 888.600.4822 • www.cancer.iu.edu

Mayo Clinic Cancer Center
Phoenix/Scottsdale, Arizona
Jacksonville, Floride
Rochester, Minnesota
+1 480.301.8000 • Arizona
+1 904.953.0853 • Floride
+1 507.538.3270 • Minnesota
mayoclinic.org/cancercenter

Memorial Sloan Kettering
Cancer Center
New York, New York
+1 800.525.2225 • mskcc.org

Moffitt Cancer Center
Tampa, Floride
+1 888.663.3488 • moffitt.org

O'Neal Comprehensive
Cancer Center at UAB
Birmingham, Alabama
+1 800.822.0933 • uab.edu/onealcancercenter

Robert H. Lurie Comprehensive Cancer
Center of Northwestern University
Chicago, Illinois
+1 866.587.4322 • cancer.northwestern.edu

Roswell Park Comprehensive
Cancer Center
Buffalo, New York
+1 877.275.7724 • roswellpark.org

Siteman Cancer Center at Barnes-Jewish
Hospital and Washington
University School of Medicine
St. Louis, Missouri
+1 800.600.3606 • siteman.wustl.edu

St. Jude Children's
Research Hospital/
The University of Tennessee
Health Science Center
Memphis, Tennessee
+1 866.278.5833 • stjude.org
+1 901.448.5500 • uthsc.edu

Stanford Cancer Institute
Stanford, Californie
+1 877.668.7535 • cancer.stanford.edu

The Ohio State University
Comprehensive Cancer Center -
James Cancer Hospital and
Solove Research Institute
Columbus, Ohio
+1 800.293.5066 • cancer.osu.edu

The Sidney Kimmel Comprehensive Cancer
Center at Johns Hopkins
Baltimore, Maryland
+1 410.955.8964
www.hopkinskimmelcancercenter.org

The University of Texas
MD Anderson Cancer Center
Houston, Texas
+1 844.269.5922 • mdanderson.org

UC Davis
Comprehensive Cancer Center
Sacramento, Californie
+1 916.734.5959 • +1 800.770.9261
health.ucdavis.edu/cancer

UC San Diego Moores Cancer Center
La Jolla, Californie
+1 858.822.6100 • cancer.ucsd.edu

UCLA Jonsson
Comprehensive Cancer Center
Los Angeles, Californie
+1 310.825.5268 • cancer.ucla.edu

UCSF Helen Diller Family Comprehensive
Cancer Center
San Francisco, Californie
+1 800.689.8273 • cancer.ucsf.edu

University of Colorado Cancer Center
Aurora, Colorado
+1 720.848.0300 • coloradocancercenter.org

University of Michigan
Rogel Cancer Center
Ann Arbor, Michigan
+1 800.865.1125 • rogelcancercenter.org

University of Wisconsin
Carbone Cancer Center
Madison, Wisconsin
+1 608.265.1700 • uwhealth.org/cancer

UT Southwestern Simmons
Comprehensive Cancer Center
Dallas, Texas
+1 214.648.3111 • utsouthwestern.edu/simmons

Vanderbilt-Ingram Cancer Center
Nashville, Tennessee
+1 877.936.8422 • vicc.org

Yale Cancer Center/
Smilow Cancer Hospital
New Haven, Connecticut
+1 855.4.SMILOW • yalecancercenter.org

Notes

Index

Made in the USA
Monee, IL
05 November 2026

67383548R00057